JN260466

動いて治そう 心臓病

安達 仁

群馬県立心臓血管センター
循環器内科　心臓リハビリテーション部長

中外医学社

目　　次

はじめに ……………………………………………………………………………………… 1

第1章　運動を始める前に知っておいてほしいこと　　3

1. 動くということ，運動は危険ですか？ ……………………………………… 3
2. 運動をしないほうがよい心臓病もあります ………………………………… 4
3. 体を動かしている時の体の反応を知っておきましょう …………………… 5

第2章　病気を知って下さい　　11

A. 狭心症 …………………………………………………………………………… 11

1. 狭心症ってどういう病気でしょうか ………………………………………… 11
2. 心臓カテーテル治療で狭心症は「治る」？ ………………………………… 12
3. カテーテル治療しかしてくれない病院にかかっていると，
   狭心症はどんどん悪くなります ……………………………………………… 15
4. 運動をすると何がよくなるのでしょう，まず冠危険因子のお話 ………… 21
5. 血栓を予防する効果もあります ……………………………………………… 25
6. 「カテーテル治療が成功したから運動はいらないですよ」と
   言われた方へ …………………………………………………………………… 25
7. 運動の効果，追加とまとめ …………………………………………………… 26

B. 心筋梗塞・急性冠症候群 …………………………………………………… 29

1. 心筋梗塞ってどういう病気ですか？ ………………………………………… 29
2. 病院での心筋梗塞の治療 ……………………………………………………… 31
3. 運動するとこんなところがよくなります …………………………………… 31
4. 運動は，発症後いつからやってよいのでしょうか ………………………… 34
5. 運動の仕方は？ ………………………………………………………………… 35

C. 心不全	43
1．心不全は心臓だけの問題ではないんです	43
2．心不全の人は絶対安静ですか？	46
3．運動をするとこんな効果があります	48
4．具体的にどうやって運動をしたらよいのでしょう	52
D. 心臓手術後	55
1．心臓手術はどういう人にするのでしょうか	55
2．心臓手術後の特別な点	55
3．術後に運動療法を行うことの効果	56
4．運動の仕方	56

第3章　具体的な運動の仕方，復習　57

1．運動の順番	57
2．有酸素運動	58
3．レジスタンストレーニング	59
4．暑い日	60
5．ウォームアップ・クールダウン（ストレッチ）の仕方	61

第4章　群馬県立心臓血管センターの宣伝です　62

おわりに	66

◆

付録　1．運動前のウォームアップ／2．運動後のクールダウン	67
索引	83

はじめに

　昔から小説の世界では，心臓病を患ったヒロインは自宅に引きこもり，ドラマティックながらも薄幸な最期を迎えるように設定されています．何年か前，東京マラソンで，芸能人がマラソン中に大変な不整脈を起こし，間一髪で救助されたというニュースが繰り返し流されました．心臓病は絶対安静が必要で，少しでも動くと，すぐに死につながるという認識がまだまだあるようです．
　医者も心臓病の人が運動をしたいというと，冗談じゃないと言ったりします．せっかく俺が治してやったんだから余計なことはするなと怒ったりします．

　本当でしょうか．心臓病の人は運動してはいけないのでしょうか．旅行に行ってはいけないのでしょうか．心臓の治療が限界になると，あなたはそれ以上元気にはなれないのでしょうか．カテーテル治療で血管が広がれば，もう運動なんて必要ないのでしょうか．

　最近では，少しずつですが，運動をしないとかえって心臓が悪くなったり，寿命が縮んだりするという事実が知られ始めています．そして，運よく，運動に関する知識をもつ医者にかかった方は，運動をするように勧められて，楽しく元気に長生きしています．
　そんなのは，軽い心臓病の人達の話だよと思うかもしれません．「私は何度も入院を繰り返すほどの重症だから運動なんてできませんよ」，と思っている方もいらっしゃるかもしれません．違うんです．この本を読んで，運動は誰でもできるんだ，しなければかえって早死にしちゃうんだと気づいて下さい．そして，あなたもぜひ元気に長生きして下さい．

　この本には，第2章に，いくつかの代表的な心臓病について書いてあります．こ

はじめに

こはちょっと理屈っぽいですけれど，決して難しい話ではありません．病気のことがわかれば，運動の効果や必要性もよくわかるというものです．自分に関係のあるところはぜひ読んで下さい．読み終わる頃には，この本を投げ捨てて体を動かしたくなっているに違いありません．

　この本が，心臓病の方にとって，もっと元気に長生きするためのバイブルになってくれればと祈っています．

第1章 運動を始める前に知っておいてほしいこと

1．動くということ，運動は危険ですか？

　あなたは，「心臓病なのに体を動かすなんてありえない」，と思っていませんか．先生にも，「あまり無理はしないでね」っていつも言われているし，運動がいいのはメタボの人や糖尿病の人達でしょ，と考えている人は多いと思います．

　あるいは，「心臓病にも運動はいいって聞いたけど，やっぱり何かあったらちょっと怖い」，と思っているかもしれません．

　確かに，心臓病の中には，運動をしないほうがよい心臓病もあります．場合によっては，健康な人でさえ運動によって傷ついてしまうことがあります．しかし，昔では考えられなかったような状態にある心臓病の人達が，運動によってずいぶん元気になっているのも事実です．自分の心臓の状態を知って，適切に体を動かせば，病院に入院する回数がだいぶ減ります．また，カテーテル治療や心臓手術を受けなくてもいい状態にすることもできます（表1）．

表1　運動をした時に得られる効果

- 狭心症がよくなる
- 心筋梗塞を予防する
- 心筋梗塞からの回復を早める
- 心不全の症状をとる・寿命を延ばす
- 心臓手術後の回復を早める
- 心臓病の発症を予防する
- 病院に払うお金を減らせる
- 心臓以外もよくなる

第1章　運動を始める前に知っておいてほしいこと

　運動を敵に回すか味方につけるかは，運動の程度の問題なのです．この本は，心臓病の人にうさぎ跳びを薦めているわけではありません．たとえば，健康な人ですら運動をすると危ない場合があります．覚えておいて下さい．それは，肉体的・精神的ストレスの蓄積に，脱水や糖質の食べすぎが重なった場合です（表2）．この状態は血栓を作りやすくさせます．血栓は心筋梗塞や脳梗塞など，命にかかわる病気の大本(おおもと)なのです．また，「心不全」といわれている方は，別の注意点があります．第2章C項の「心不全」のところを必ず読んで下さい．

　この本を読めば，危険がないレベルの運動がどのようなものか理解できると思います．

表2　運動をすると危険な状況

脱水の激しいとき
血糖値が高すぎるとき（血糖値が250mg/dL以上のとき）
過労・ストレスが続いているとき

2．運動をしないほうがよい心臓病もあります

　運動をしないほうがよいといわれている心臓病は表3に示すとおりです．あてはまる人はそれほど多くはないと思います．

表3　運動を行わないほうがよい心臓病

中等度以上の大動脈弁狭窄症
肥大型閉塞性心筋症
心筋梗塞発症当日
心筋炎急性期（治りきっていない状態）
血圧が下がってしまう不整脈
大きい大動脈瘤・発症したての解離性大動脈瘤

　ポイントとしては，まず，「大動脈弁狭窄症」や「肥大型閉塞性心筋症」のような，心臓の中に血液の流れを邪魔するような「狭窄」のある心臓病は禁止です．「狭窄」があるかないかは医者にかからないとわかりませんが，速く歩くとふらつきや息

第 1 章　運動を始める前に知っておいてほしいこと

切れがひどく起こり，血圧が 15〜20mmHg くらい下がってしまうような人は運動はやめて下さい．

　次に，心臓病になりたての場合には運動は禁止です．心臓病になりたての場合，たいていは病院に入院中でしょうから，運動を始める時期については担当の先生に聞いて下さい．

　退院して，日常活動ができるレベルになったら，運動は可能です．日常活動を許可しておいて，運動を禁止するのはおかしいですよね．もちろん，心筋梗塞後 7 日目に退院して，すぐにマラソンや登山ができるわけではありません．その状態にあった運動が可能だということです．

3．体を動かしている時の体の反応を知っておきましょう

　体を動かした時に，人の体がどのように反応するかを知っておいて下さい．自分が感じた症状が，正常な反応なのか，それとも異常なのかを見極めるのに重要です．

　体を動かすと脈が早くなります．健康な人で，座っているときの脈拍が 1 分間に 60 回の場合，時速 5km の速さで歩くと脈拍数は 90 回/分くらいになります．そして，その速さで 5％の坂道にさしかかると，脈拍は 100〜110 回/分になります．5％というのは，100m で 5m 昇る傾斜のことで，角度でいえば 3 度くらいです．これは，たとえば表参道の坂道や表参道ヒルズ内のスロープ（図 1）や，群馬県立心臓血管センターの前の昇り坂（図 2）などがそれにあたります．神戸のうろこの館あたりや，モンマルトルの階段，サンフランシスコの坂道，ローマのスペイン広場の階段などになると，その傾斜は 7〜10％位になるので，脈拍は 120 回/分以上になります．坂道になった時に，同じ速さで歩き続けると，脈が速くなって心臓に負担がかかるのが自然だということを知っておいて下さい．

図 1　表参道ヒルズ内の通路
坂道の傾斜角は外の表参道と同じ 3 度になるように作られています．

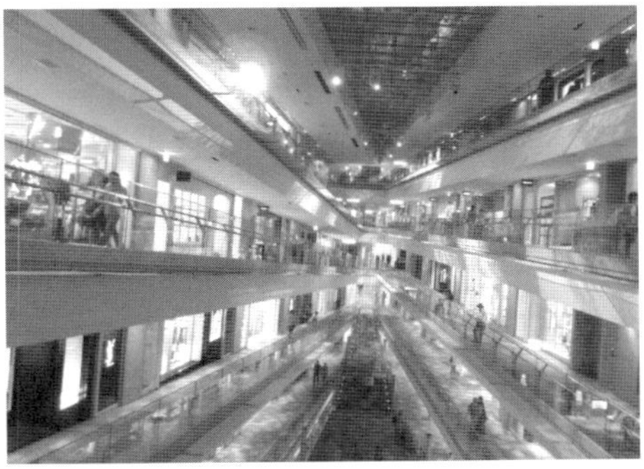

図 2　群馬県立心臓血管センター前の道
イチョウの木の下の石積みから，この坂道が 1m で 5cm くらいの角度がついていることがわかります．風が強い日は，坂道以上の負荷がかかるので注意が必要です．

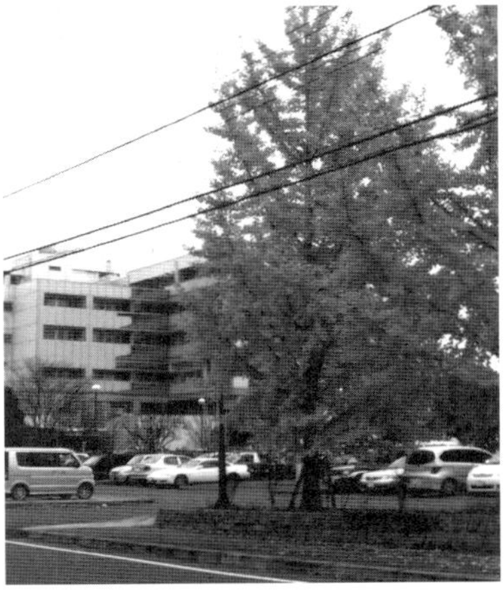

第1章 運動を始める前に知っておいてほしいこと

それでは，脈拍を一定にしておきたい場合，すなわち心臓の負担を一定にしておきたい場合，どのくらい歩く速さを遅くしなければならないのでしょうか．

平坦路を時速5kmで歩いていたのであれば，1％の坂道にさしかかったら時速4.3kmにし，2％の坂道なら時速3.7km，5％ならなんと時速2.5kmにまで速度を落とさなければいけません（図3）．ちょっとの坂でも，ずいぶんゆっくりとしないといけないことがわかったと思います．実際は，歩く速度を測ることはできません．息切れの度合いが平地と同じになる速度をみつけて調節して下さい．

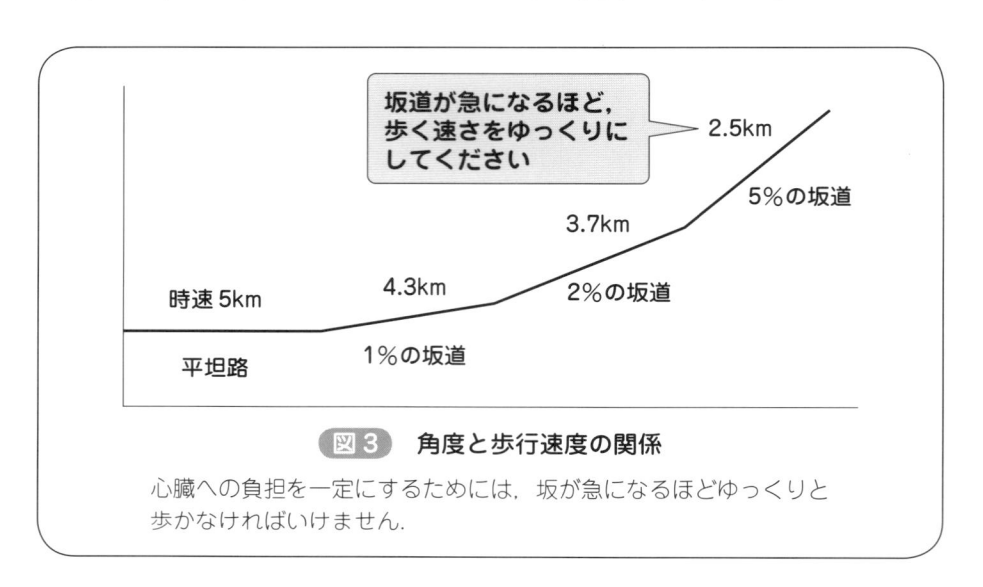

図3 角度と歩行速度の関係
心臓への負担を一定にするためには，坂が急になるほどゆっくりと歩かなければいけません．

血圧も上がります．

血圧も脈拍と同じような変化を示します．動けば動いただけ血圧が上がるように人の体はできています．同じ速さで坂道を昇って脈拍が増えれば，血圧も一緒に上がっているものだと思って下さい．ですから，歩いてきてすぐに血圧を測ると，血圧は高めになるのが普通なのです．

たとえば，運動負荷試験を安全に終了するために，負荷試験中の血圧値の上限が設けられているのですが，これが250mmHgなのです．つまり，運動中はそれくらいまで血圧があがるのですよ，ということです．また，ある研究によると，運動負荷試験中に血圧がしっかりと上がる人のほうが寿命が長いことがわかっています．

このように，人の体は，動いた時には血圧が高くなるようにできていて，しかも，しっかりと上がる方が正常なのです（図4）．ただし，大動脈瘤のような特殊な病気の方は，血圧の上限は150mmHgくらいまでと低めの値が設けられていますから同

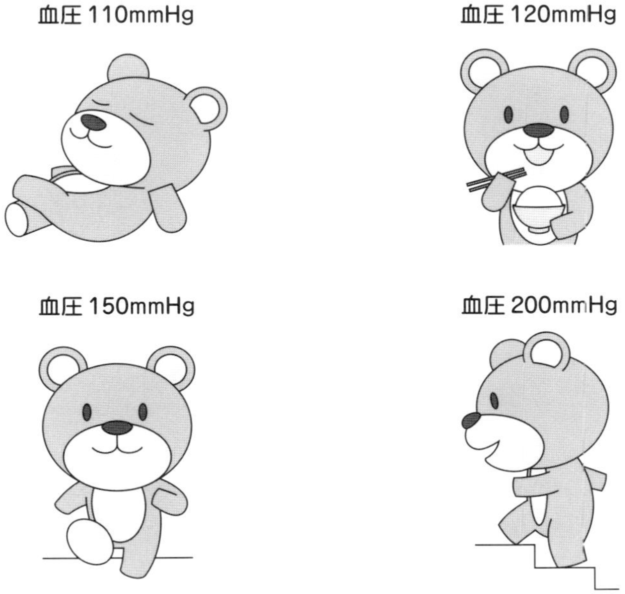

第1章 運動を始める前に知っておいてほしいこと

血圧 110mmHg　　　　　　血圧 120mmHg

血圧 150mmHg　　　　　　血圧 200mmHg

図4 いろいろな動作と血圧

ゆったりと寝ているときの血圧が110mmHgでも，座って食事をすると120mmHg位になり，少し走ると150mmHg，急な階段を昇ったり速く走ると200mmHg位にまで血圧は変化します．

じに考えないで下さい．

　息切れはどうでしょうか．息切れの感じ方は，少し変わっています．普通の人は，呼吸が速くなると息切れ感を感じるのですが，呼吸の速さは軽い運動ではあまり速くなりません．たとえば，時速5kmで歩くとします．平らなところから，5%位の坂道くらいまでは，呼吸は深くなるものの，あまり速くはなりません（図5）．

　ですから，中等度の運動までは，あまり息が切れたとは感じないのです．おしゃべりをしながら歩き続けることができるのです．しかし，さらに坂道の角度が急になってきたときに，初めて，息が切れてきたと感じるのです．

　このように，息切れに関しては，中等度の運動で急激に強くなるのだということはよく覚えておいて下さい．あとで詳しく書きますが，息切れ感を運動の強さの目安にすると便利なのはこのためです．

　なお，心不全の人は，軽い運動でも呼吸が速くなります．心不全が重くなるほど，軽い運動で息切れを感じます．しかし，その人なりの中等度の運動になると，急に息切れを感じ始めるという点では同じです（図6）．

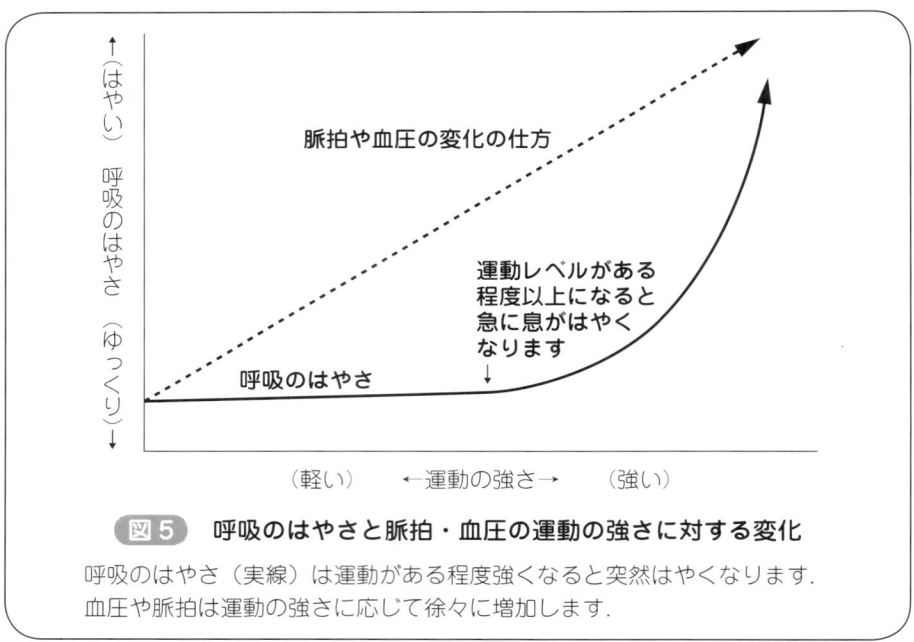

第1章　運動を始める前に知っておいてほしいこと

図5 呼吸のはやさと脈拍・血圧の運動の強さに対する変化

呼吸のはやさ（実線）は運動がある程度強くなると突然はやくなります．血圧や脈拍は運動の強さに応じて徐々に増加します．

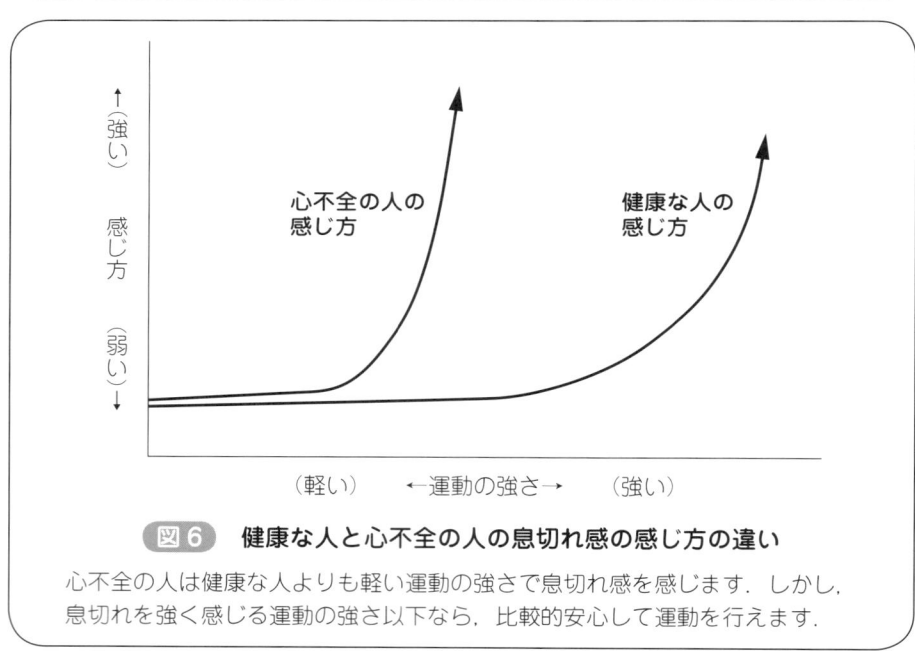

図6 健康な人と心不全の人の息切れ感の感じ方の違い

心不全の人は健康な人よりも軽い運動の強さで息切れ感を感じます．しかし，息切れを強く感じる運動の強さ以下なら，比較的安心して運動を行えます．

　もうひとつ，体の反応について，知っておかなければならない，とても重要なことがあります．
　それは，体を動かし始めた時，脈が増えたり血圧が上がったりするのは，急に増えるのではなく，<u>だんだんと増える</u>ということです．そして，元の脈や血圧に戻るのに

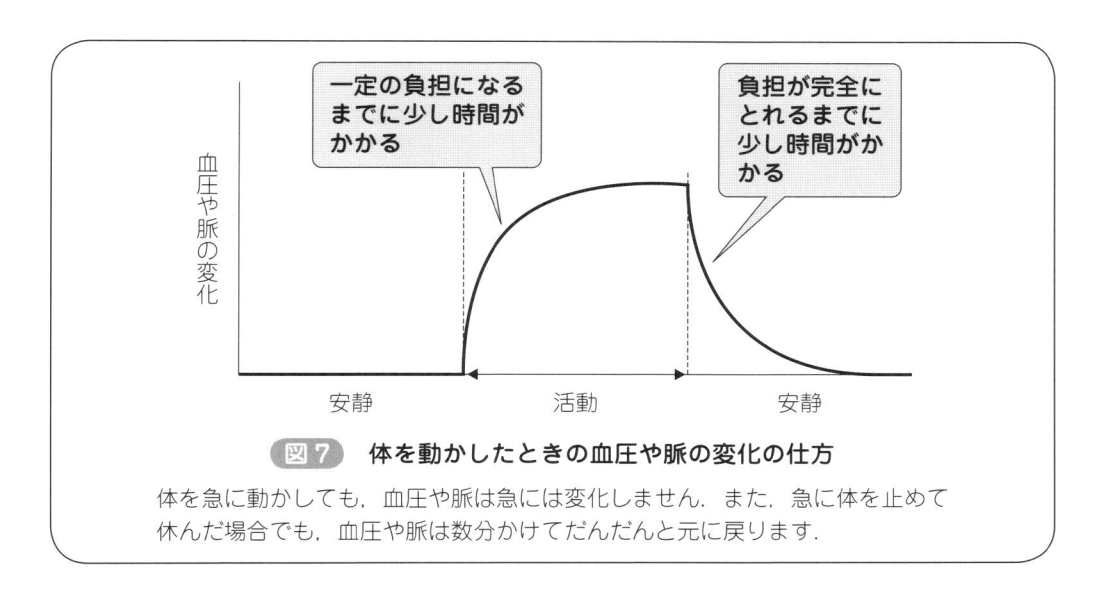

第1章 運動を始める前に知っておいてほしいこと

図7 体を動かしたときの血圧や脈の変化の仕方
一定の負担になるまでに少し時間がかかる
負担が完全にとれるまでに少し時間がかかる
体を急に動かしても,血圧や脈は急には変化しません.また,急に体を止めて休んだ場合でも,血圧や脈は数分かけてだんだんと元に戻ります.

5〜6分かかるということです(図7).

先ほど,5％の坂道を歩くと脈が100〜110回/分になると書きましたが,これは,歩き始めて2〜3分経つとこれくらいの脈になるということです.ということは,脈拍を100回以上にしないで下さいねと言われている場合でも,5％の坂道を1分歩いて数分休む,ということを繰り返せば,心臓へ過剰な負担をかけなくてすむということです(図8).

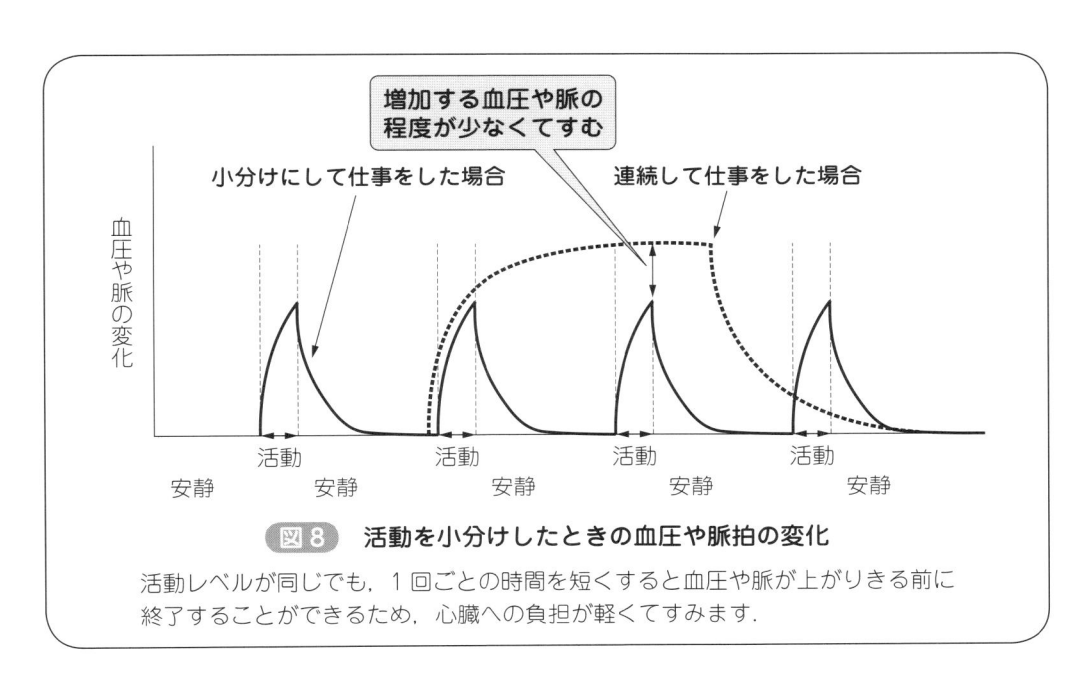

図8 活動を小分けしたときの血圧や脈拍の変化
増加する血圧や脈の程度が少なくてすむ
小分けにして仕事をした場合
連続して仕事をした場合
活動レベルが同じでも,1回ごとの時間を短くすると血圧や脈が上がりきる前に終了することができるため,心臓への負担が軽くてすみます.

第1章　運動を始める前に知っておいてほしいこと

　よく，階段を上ってもいいですかと聞かれます．どんな心臓病の方でも大丈夫なんです．2階まで昇るのは，30秒から1分くらいです．体力が普通の人の半分くらいに落ちてしまった人でも，2階までなら問題ありません．3階以上昇る場合には，1階ごとに休むようにすれば，極端な話，5階までだって昇れます．体力が1/4くらいになった場合には，休む頻度と時間を増やせばいいのです．元気な人のように，一気にずっと上り続ける姿を想像するから，階段は危険じゃないかと思ってしまうのです．

第2章 病気を知って下さい

A. 狭心症

1. 狭心症ってどういう病気でしょうか

　「狭心症」は胸が痛くなる病気です．脈が普段1分間60回の人でも，動き続けると120回になることがあり，この時，心臓の筋肉は倍以上の栄養を必要とするようになります．栄養分は血液に溶けていますので，血液の流れる量は2倍以上にならなければなりません．ですけれども，動脈硬化のために血管が太くなれない人は，そういった場合に血液量を倍に増やすことができません．血液不足が起こるのです（図9）．

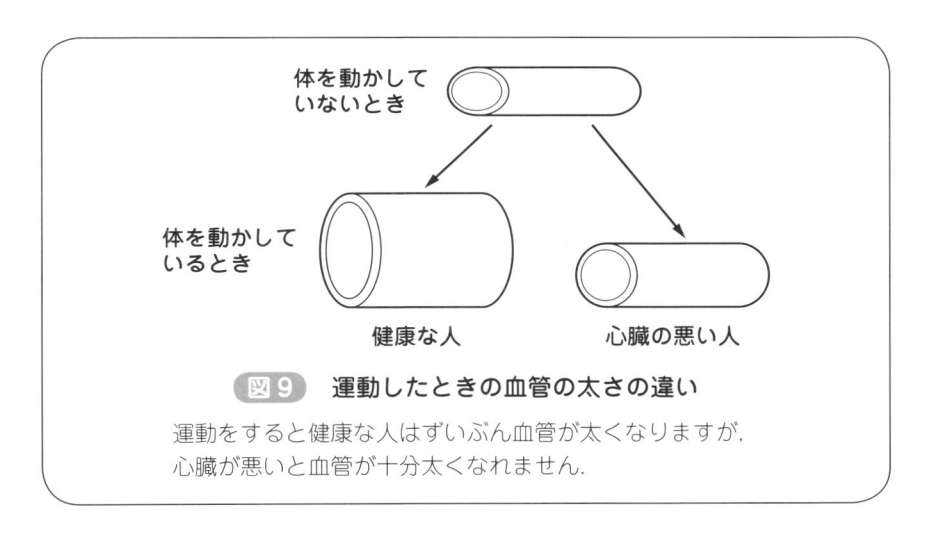

図9　運動したときの血管の太さの違い
運動をすると健康な人はずいぶん血管が太くなりますが，心臓が悪いと血管が十分太くなれません．

　指を輪ゴムで絞め続けた状態を想像して下さい．指先に血液が行かなくなると，指はだんだん紫色になって指先が痛くなります．これと同じことが心臓で起こるので

第2章 病気を知って下さい

す．血液不足になった心臓も指と一緒で痛みを発します．これが狭心症です．

普通，胸が痛いと動くことをやめて休みます．すると，だんだんと脈がゆっくりになって血液の流れが少なくても大丈夫な状態に戻ります．すると胸痛もとれてきます．ですから，狭心症の発作は数分間続くことが特徴です．

狭心症の原因は，多くの場合，動脈硬化のために血管が狭くなることです．ですから，治療としては，心臓カテーテルを用いて血管を拡げたり，バイパス手術を行って血液の流れ方を増やす治療が主になります（図10）．これらの治療を行えば，たいてい，どんなに動いても胸の痛みは出現しなくなります．胸痛がとれますから，多くの医者や看護師は，これで狭心症の治療は終わりましたと言います．そして，「また胸が痛くなったら来てね」，なんて一見やさしい言葉をかけたりします．

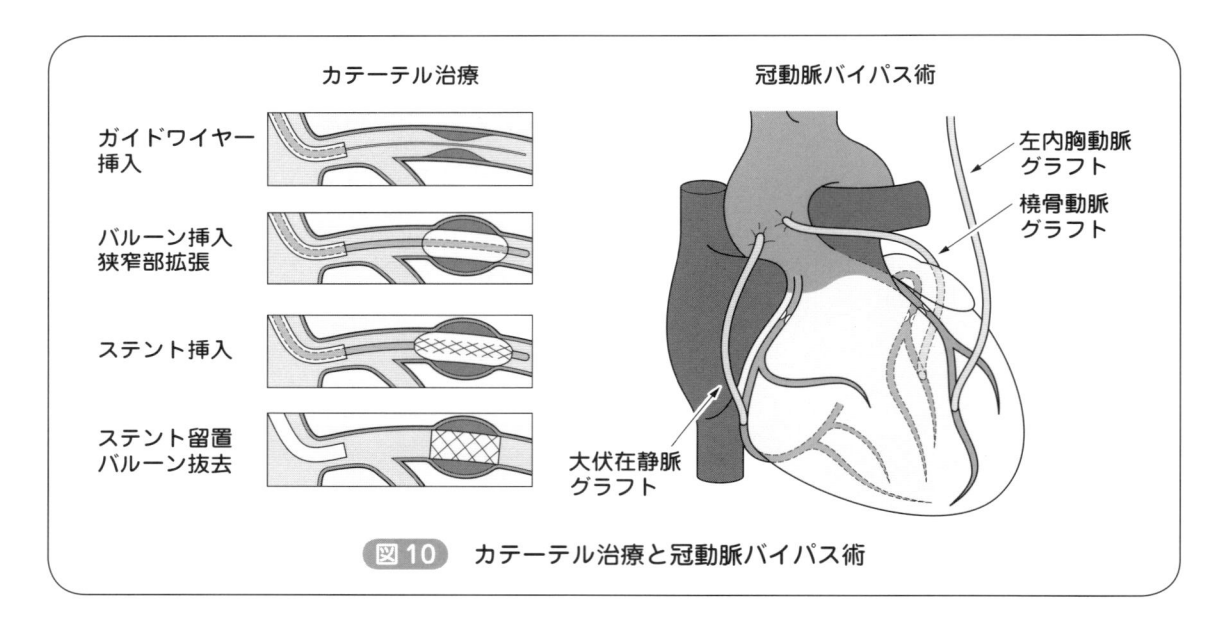

図10 カテーテル治療と冠動脈バイパス術

2．心臓カテーテル治療で狭心症は「治る」？

本当でしょうか．本当にカテーテル治療が成功すれば，狭心症は治ったのでしょうか．図11をみて下さい．狭心症にカテーテル治療を行った後，どのくらいの割合で死亡するかを示した図です．ニューイングランドジャーナルオブメディスン（New England Journal of Medicine）という，医学の世界ではものすごく有名な雑誌に載っていた論文にあった図ですが，狭心症に対してカテーテル治療をすると最初の1カ月で5％，すなわち20人に1人が死亡するか，心筋梗塞あるいは脳卒中になると

A. 狭心症

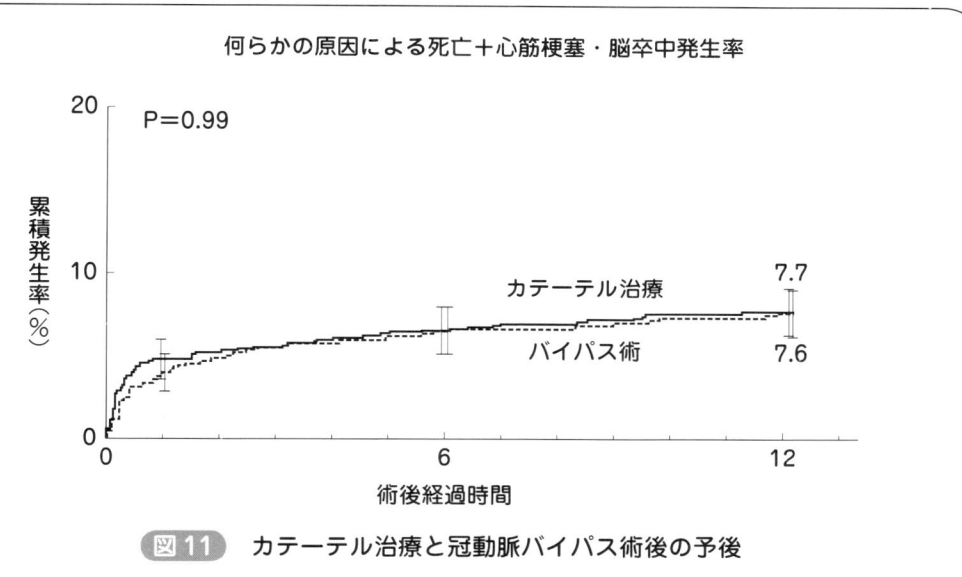

何らかの原因による死亡＋心筋梗塞・脳卒中発生率

（グラフ：累積発生率（%）、術後経過時間、P=0.99、カテーテル治療 7.7、バイパス術 7.6）

図11 カテーテル治療と冠動脈バイパス術後の予後

カテーテル治療後とバイパス後1年以内に，死亡したか心筋梗塞・脳卒中にかかった割合を示してあります．どちらも差はなく，1年で100人のうち約8人が死亡したり心筋梗塞になったりしています．（SYNTAX study, NEJM. 2009; 360: 961-72 より改変）

いうデータです．心筋梗塞の定義がずいぶん厳しく，本人も気づかないくらいほんの少しでも心臓にダメージが起これば「心筋梗塞あり」としているため一見多くみえますが，この数字は心配しないで下さい．死亡例はほとんど含まれていませんから．また，日本でのこのような大規模なデータはありませんが，私の経験ではカテーテル治療直後にこんなにたくさん心筋はやられません．昔，私がUCLA（米国カリフォルニア州立大学ロサンゼルス校）にいた時に感じたことですが，米国の医者に比べて日本の医者はとても器用で上手です（UCLAの先生方ごめんなさい）．私が勤める群馬県立心臓血管センターのカテーテル専門の先生方はとても上手なので，どんなに重症な狭心症でも，心臓カテーテル治療後1カ月以内に心臓が痛んだり，ましてお亡くなりになるのは100人に1人もいません．日本の主だった心臓病専門施設でも同じような成績だと思います．ですから，日本では，最初1カ月の5％上昇分は差し引いて考えてもいいと思われます．つまり，カテーテル治療後1年以内に死亡したり，心筋梗塞や脳卒中が発生する率は2.7％くらいとなります．

　問題なのは，2カ月目以後もこのような事故が増えていくという点です．図では，約1年で7.7％事故が起こるということになっていますが，最初の1カ月の5％分を差し引いても，1年以内に100人に2.7人が死亡するあるいは心筋梗塞などが発症

第2章 病気を知って下さい

することになります．また，図12は死亡率ではなくて心臓病の再発率を示してあります．カテーテル治療が成功した人のうち，約1年で17%くらいが，再び心臓病を再発するということが示されています．この数値は私が勤務する病院でも同じです．

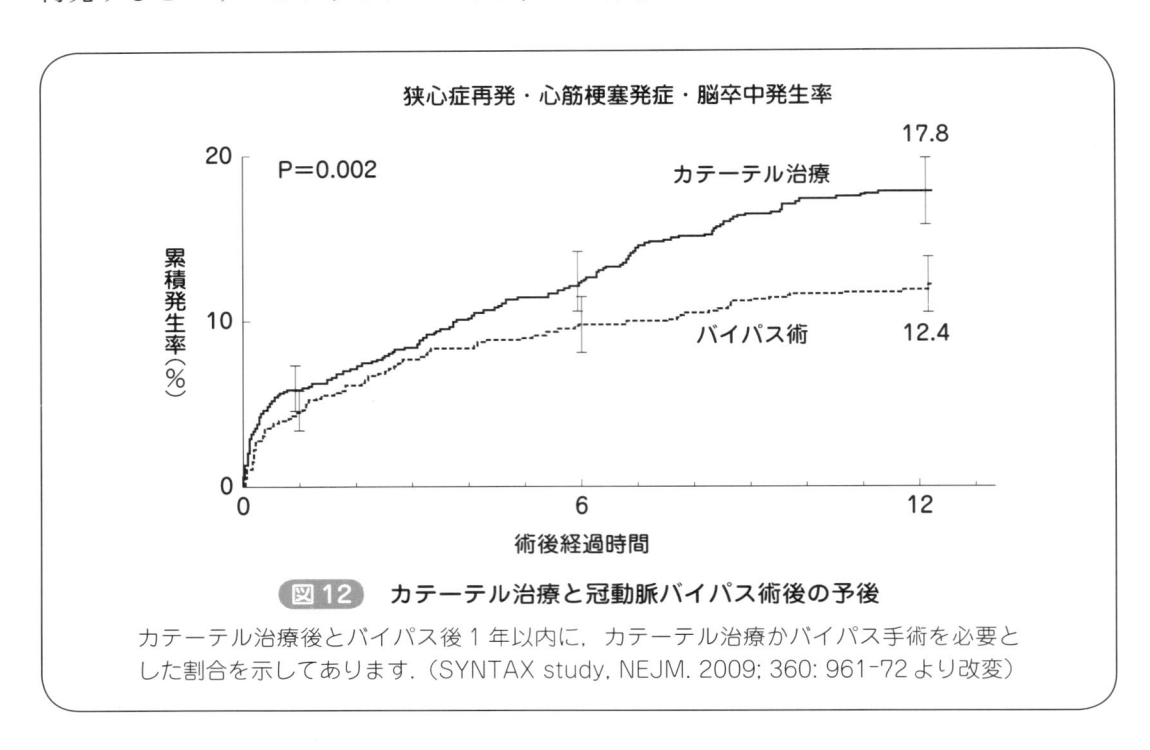

狭心症再発・心筋梗塞発症・脳卒中発生率

P=0.002　カテーテル治療　17.8
バイパス術　12.4

縦軸：累積発生率（%）
横軸：術後経過時間

図12　カテーテル治療と冠動脈バイパス術後の予後

カテーテル治療後とバイパス後1年以内に，カテーテル治療かバイパス手術を必要とした割合を示してあります．（SYNTAX study, NEJM. 2009; 360: 961-72 より改変）

そして，図13をみて下さい．これは，UKPDSという，英国で行われている糖尿病の調査の時に得られたデータを基にした，病気の発症に関する予測値です．いろいろな条件を入力すると，その条件の人が，どの程度心臓病を発症したり死亡したりするかを計算してくれるものです．図11，12の論文のデータとほぼ同じになるように性別，年齢などを合わせて計算してもらいました．するとどうでしょう．カテーテル治療をしなくても1年での死亡率は2.9%と計算されるのです．

つまり，狭心症に対して心臓カテーテル治療を行っても，行わなくても，どちらも，1年以内に再び心臓病（「心事故」）にかかる割合は，100人に約3人で同じだったということです．カテーテル治療は，その後の死亡率を改善させていないのです．むしろ，へたにカテーテル治療を行うと，かえって死亡率が高まってしまうのです．

さらに，カテーテル治療を行っても，拡げた部分が永遠に大丈夫になったわけではなく1年以内に20〜30%の人が，再び，狭心症を再発することがわかりました．これは驚くべきことです．図13のUKPDSのデータでは，1年以内に狭心症・心筋梗

A．狭心症

> UKPDS risk engine
> http://www.dtu.ox.ac.uk/index.php?maindoc＝/riskengine/download.php
>
> 65歳男
> 糖尿病歴10年，HbA1c 7.3%（JDS値）
> 収縮期血圧 145mmHg
> 総コレステロール 210mg/dL，HDL 35mg/dL
> 喫煙：中断できない
>
> このようなアジア人が，1年以内に
> 　　狭心症・心筋梗塞になる率：<u>4.4%</u>
> 　　心筋梗塞で亡くなる率：2.7%
> 　　脳卒中を起こす率：1.3%
> 　　脳卒中で死亡する率：0.2% → 合計でも 2.9%
>
> **図13　統計上の寿命**
>
> 年齢，性別，糖尿病罹患歴，HbA1c値，総コレステロール値，HDLコレステロール値，喫煙の有無，人種を入力すると，何年後に何%の確率で病気になるかが計算できます．

塞になる率は4.4%でした．つまり，カテーテル治療は行わず，お薬をしっかり飲んで，運動・食事に気をつけるほうが1年以内の心臓病発生率が低いのです．

　私も，昔は狭心症の方の寿命が延びて，一度拡げれば完璧だろうと信じてカテーテル治療を行っていました．しかし，まったくそんなことはなかったのです．カテーテル治療は，胸の痛みをとりあえずとるための応急処置だったのです．もちろん，痛みをとるという治療は重要な治療です．胸痛が心配なためにうつ病になってしまうこともあるような痛みですから，胸痛のある人はカテーテル治療を受けることを強くお薦めします．カテーテル治療が必要ないと言っているのではありません．それだけで，狭心症の治療が完了したと思うと危険だと言っているだけです．

3．カテーテル治療しかしてくれない病院にかかっていると，狭心症はどんどん悪くなります

　最近は，さすがに，カテーテル治療が成功した後に「もうタバコ吸っても大丈夫ですよ」なんていう医者は減ってきましたが，積極的に「運動をしたり，今までの食生

第2章 病気を知って下さい

活を改善したほうがいいですよ」という医者もそれほど多くありません（図14）．でも，カテーテル治療を済ませた後に，タバコの習慣や食生活，運動習慣を変えないと，約5人に1人は数年以内に狭心症を繰り返すということを覚えておいて下さい．

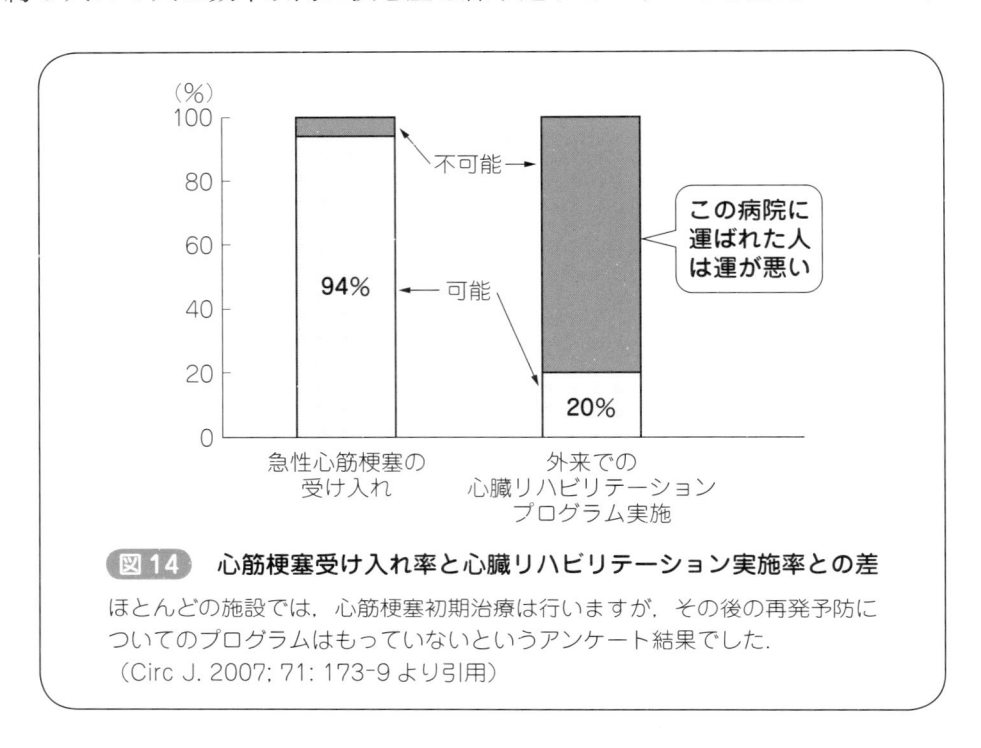

図14 心筋梗塞受け入れ率と心臓リハビリテーション実施率との差

ほとんどの施設では，心筋梗塞初期治療は行いますが，その後の再発予防についてのプログラムはもっていないというアンケート結果でした．
（Circ J. 2007; 71: 173-9 より引用）

どうして狭いところを治したのに，また胸痛が出てしまうのでしょう．どうしたら，再発しないようになれるのでしょう．

一昔前までは，風船療法で拡張したところがまた狭くなってしまう，「再狭窄」という現象が狭心症再発の主な原因でした．風船治療だけだと3カ月目に，10人のうち4人くらいに再狭窄が発生していました．ステントという器具を使うと再狭窄の率は少し減りますが，それでも6カ月目に10人のうち3～4人に再狭窄が起こっていました．ところが，2004年にDES（「デス」と読みます．決して「デスノート」の「death」ではありません）という特殊なステントを使用できるようになってから，再狭窄は劇的に減りました．現在ではカテーテル治療後9カ月経っても100人のうち3～4人しか再狭窄は起こらないようになっています．

ところが，2004年以後の統計でも，それ以前と同じ割合で狭心症が再発するのです．これは，再狭窄が原因ではなく，治療したのとは別の部分で動脈硬化が進んでいることが原因だからです（図15）．

A. 狭心症

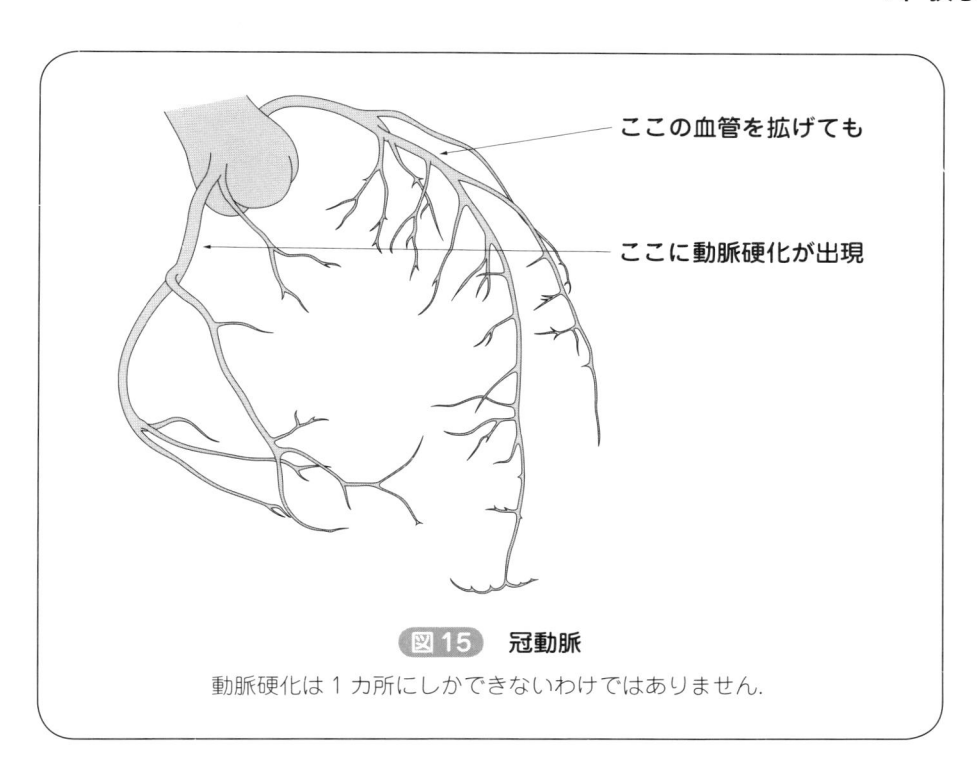

図15 冠動脈
動脈硬化は1カ所にしかできないわけではありません．

（図中ラベル）
- ここの血管を拡げても
- ここに動脈硬化が出現

　動脈硬化は，ある条件が揃うと大変できやすくなります．動脈硬化をできやすくする条件を冠危険因子といっています．表4に冠危険因子を示しました．冠危険因子を改善しなければ，いくらカテーテル治療がうまくいっても，どんどん動脈硬化ができて胸が痛くなるのです．

表4 冠危険因子

糖尿病・食後高血糖・インスリン抵抗性
脂質異常症（総コレステロール・中性脂肪・LDLコレステロール高値，
　　　　　HDLコレステロール低値）
高血圧
肥満
運動不足
喫煙
高尿酸血症
ストレス
負けず嫌いな性格
遺伝

第2章 病気を知って下さい

　ですから,「胸が痛くなったらまた来てね」と言って,何も冠危険因子について指導してくれない先生のところには,かなりの確率で「また胸が痛くなってしましました」と患者さんが戻ってくるのです.すると,また,カテーテル治療で胸痛をとってくれますから,患者さんは,カテーテル治療で「また命を救ってもらった」という気持ちになり,その患者さんにとっては何も指導しない先生は神様のようなお医者さんになるのです.同時に,その先生は,カテーテル治療の数が多い「いい先生・いい病院」と週刊誌でももてはやされるようになるのです（図16）.でも,本当は,いい先生でも,いい病院でもないことにお気づきいただけたと思います.

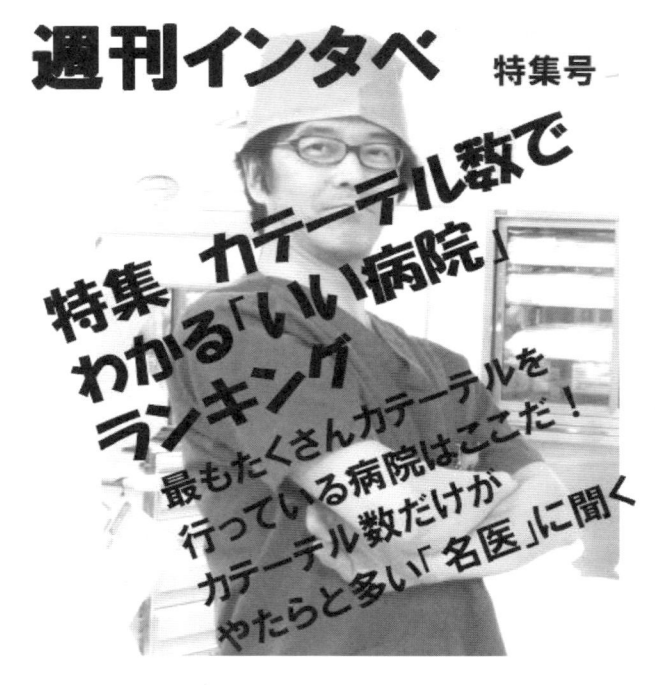

図16 「いい循環器病院」の根拠がカテーテル実施数であることが多いようです

　図11では,カテーテル治療後に,狭心症どころか死亡率や心筋梗塞発症率が減らないことが示してありました.これはどうしたことでしょう.
　心筋梗塞や重症の狭心症のことを,最近では「急性冠症候群」とよんでいます.これは,血管が細くなるどころか,完全に閉塞してしまって,心臓の筋肉が一部死んでしまう病気です.当然,心臓のやられる範囲が広ければ,その心臓の持ち主の命も危

A. 狭心症

なくなります．

　動脈硬化ができると血管が細くなるのですから，血管が閉塞してしまう急性冠症候群では，図17のようによっぽどひどい動脈硬化があるものと思われていました．ところが，最近では動脈硬化は図18のように進行することがわかり，以前の考え方に誤解があったことがわかりました．

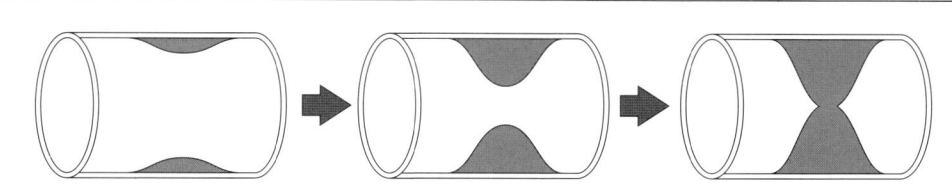

図17　従来考えられていた冠動脈硬化症進展図

従来は，動脈硬化は血管の内側に向けて進むために，だんだんと血液の流れが悪くなるものだと思われていました．

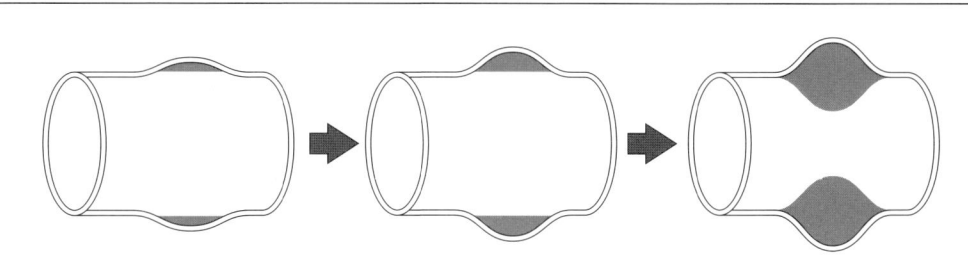

図18　最近わかった冠動脈硬化症の進展の仕方

最近，動脈硬化はまず血管の外側に膨らむようにできて，もうこれ以上外側に拡がらなくなると血管の内側に進み始めることがわかってきました．ですから，動脈硬化が相当進まないと狭心症は出ないのです．

　急性冠症候群を発症した半年以内の心臓カテーテル検査を見直してみた結果，血管がずいぶん細くなっていた（本来の30％未満）人達よりも，もっと太さが保たれていた人達のほうが急性冠症候群を6倍も多く発症していることがわかりました（図19）．カテーテル治療は，普通は，血管の太さが元の太さの1/4以下になった時に行われます．そして，急性冠症候群を起こしやすいような，狭窄の軽い病変は放っておかれているのです．すなわち，カテーテル治療が成功しても，死ぬ恐れのある急性冠症候群を予防していることにはならないのです．

　まだ十分太い血管でも，そこにある動脈硬化病変の表面に傷がつくと，そこを治そ

第2章 病気を知って下さい

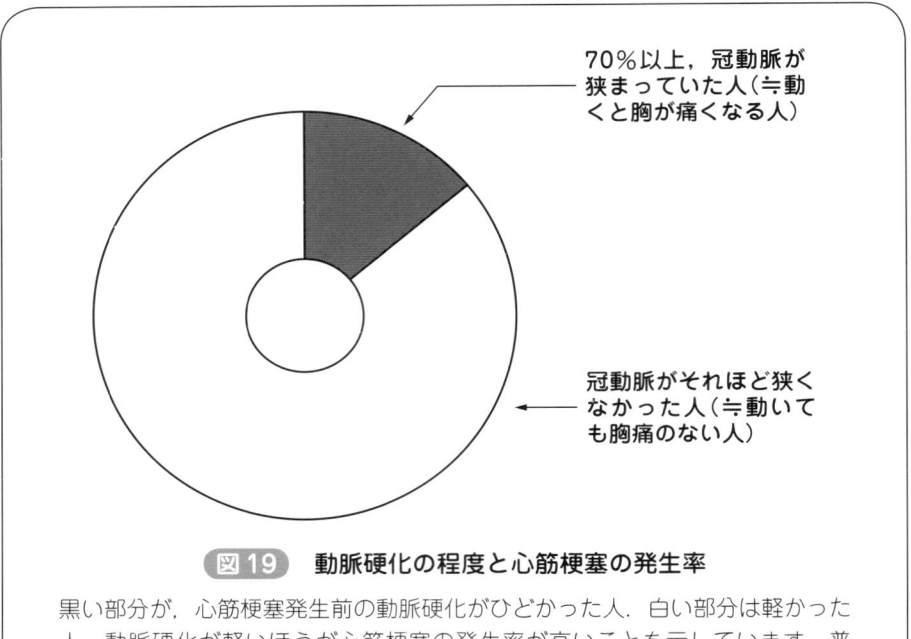

図19 動脈硬化の程度と心筋梗塞の発生率

- 70％以上，冠動脈が狭まっていた人（≒動くと胸が痛くなる人）
- 冠動脈がそれほど狭くなかった人（≒動いても胸痛のない人）

黒い部分が，心筋梗塞発生前の動脈硬化がひどかった人．白い部分は軽かった人．動脈硬化が軽いほうが心筋梗塞の発生率が高いことを示しています．普段，胸が痛くなったことがなくても心筋梗塞になる危険があり，カテーテル治療で悪いところを治していても，心筋梗塞を予防できてはいないことがこの研究ではっきりしました．（Circulation. 1995; 92: 657-671 より引用）

うと「かさぶた」ができ始めます（実際には血管の内側の話ですから，「かさぶた」とはよびません）．そして，「かさぶた」の基になるのは血小板というもので，これは血液 1ml 中に 10〜40 万個ほどもありますから，一度でき始めると次から次へと集まってきて，あっという間に「十分な大きさ」になってしまいます．「十分な大きさ」というのは，血管の中身を閉塞させてしまうのに「十分な大きさ」ということです．冠動脈の主要な部分の太さは普通 3.5mm くらいです．「かさぶた」が直径 3.5mm くらいに育つのには，なんと 30 秒もあれば十分なのです．血管を閉塞させてしまった「かさぶた」のことを血栓とよびます．これで急性冠症候群の完成です．

　このように，血管が太くても，カテーテル治療が成功していても，血栓ができ始めれば急性冠症候群は起こってしまいます．急性冠症候群にならないようにするには，カテーテル治療を受けるのみではなく，運動と生活習慣の改善をしっかりと行って，血栓ができにくい体にしておかなければいけないのです．

A. 狭心症

4. 運動をすると何がよくなるのでしょう，まず冠危険因子のお話

　それでは，運動をすると何がよくなるのでしょう．

　運動をすると動脈硬化が起こりにくくなります．前の項でもお示ししましたが，動脈硬化を起こしやすくする冠危険因子にはいろいろなものがあります（表5）．運動は多くの冠危険因子を改善させてくれます．

表5　冠危険因子

糖尿病・食後高血糖・インスリン抵抗性
脂質異常症（総コレステロール・中性脂肪・LDLコレステロール高値，
　　　　　　HDLコレステロール低値）
高血圧
肥満
運動不足
喫煙
高尿酸血症
ストレス
負けず嫌いな性格
遺伝

　そのうち，糖尿病に関しては，昔は，血糖値が完全に上がってしまい，かなり進行した糖尿病の人が心臓病になるように思われていました．しかし，最近では，糖尿病の前段階，すなわち「境界型糖尿病」，あるいはそれにすらなっていない段階で，すでに心臓病が多いことがわかってきました．

　図20に群馬県立心臓血管センターに心筋梗塞や狭心症で入院した人達のうち，どれくらいの人が糖尿病気味なのかを示しました．75g OGTTという糖尿病の精密検査を行った結果，実に65％に境界型糖尿病あるいは糖尿病がみつかりました．そして，本当の糖尿病よりも境界型糖尿病のほうが多いということもわかりました．そして，これらの人達のうち，半分以上の人が，生まれて初めて糖尿病関係の異常を指摘されたと言っています．すなわち，検診でもみつからないくらいの「軽い」異常が，心筋梗塞・狭心症の引き金になることが示されたのです．

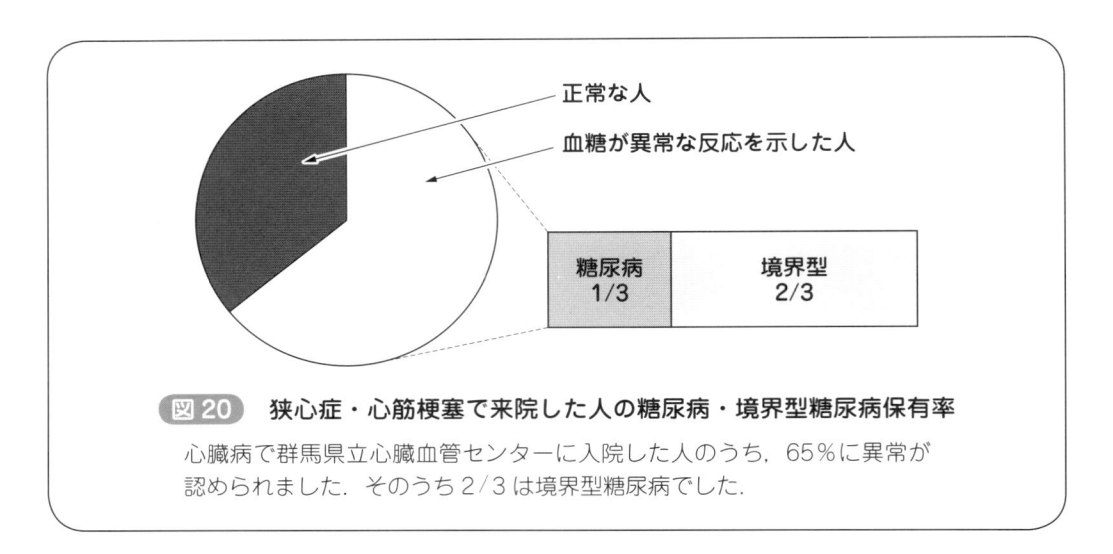

第2章　病気を知って下さい

図20 狭心症・心筋梗塞で来院した人の糖尿病・境界型糖尿病保有率

心臓病で群馬県立心臓血管センターに入院した人のうち，65％に異常が認められました．そのうち2/3は境界型糖尿病でした．

そして，この，「軽い」異常がどのような異常なのか，最近わかってきました．食事を摂る前の血糖値は100mg/dLくらいの正常値なのに，食事を摂った後には200mg/dLくらいにまで上昇してしまう状況，これを「食後高血糖」とよんでいますが，そのような状況になる人が特に危ないことがわかってきました．ちなみに，足が細いわりにウエストが太くて，ご飯・うどん・甘いものなどの糖質が大好きな人で早食いの人，ドカ食いする人などは食後高血糖になりやすいと思って下さい（図21）．

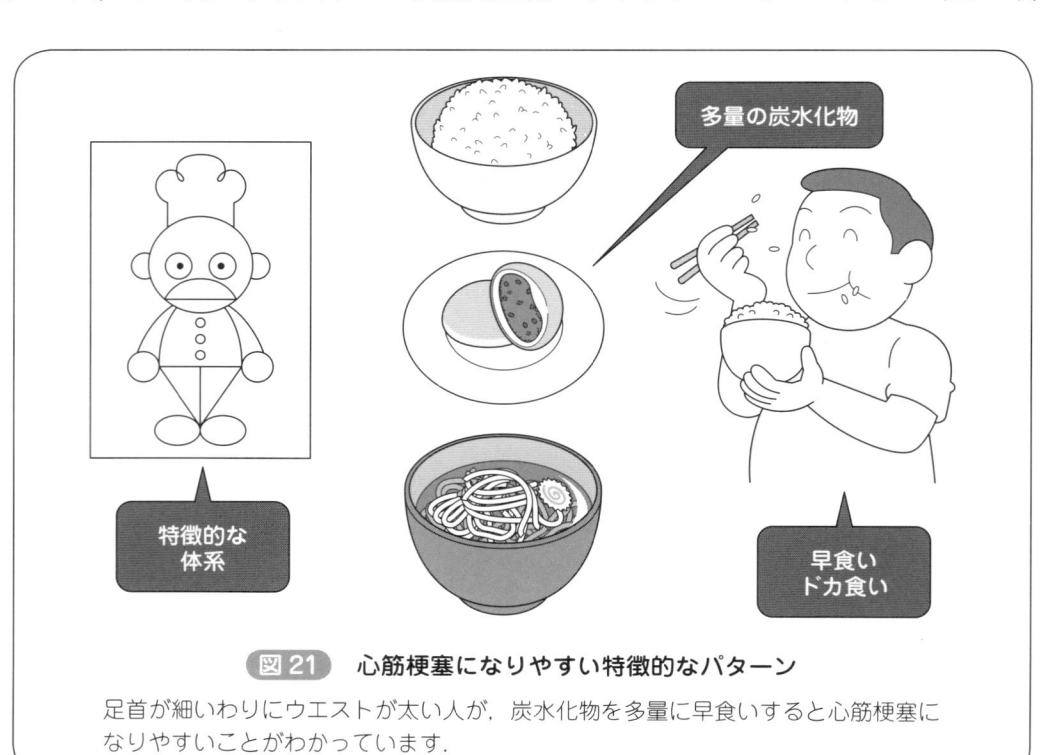

図21 心筋梗塞になりやすい特徴的なパターン

足首が細いわりにウエストが太い人が，炭水化物を多量に早食いすると心筋梗塞になりやすいことがわかっています．

A. 狭心症

　ご飯を食べた後，普通60〜70分目に血糖値はピークになるといわれています．一方，体を動かし始めると10分くらいで血液中の糖分が筋肉に吸収され始めます．ですから，食後20〜30分目から20〜30分くらい体を動かせば，血糖値が上昇し始める出鼻をくじくことになります（図22）．

　カロリー消費とは異なるメカニズムで血糖上昇が抑えられるので，激しい運動を行う必要はありません．筋肉が動けばいいのです（難しく言えば，「骨格筋細胞の骨格がゆがめばいい」のです）．その意味で，食後，ぐたっと横にならずに，食器を洗い始めたり，少し前にブームとなった乗馬型の椅子に座ってみたり，あるいはおなかをブルブルさせる器具をつけるだけで効果があります（「やせる」効果ではありません．血糖上昇を抑える効果です）．もちろん，散歩や自転車などの軽い有酸素運動を行ってもかまいません．

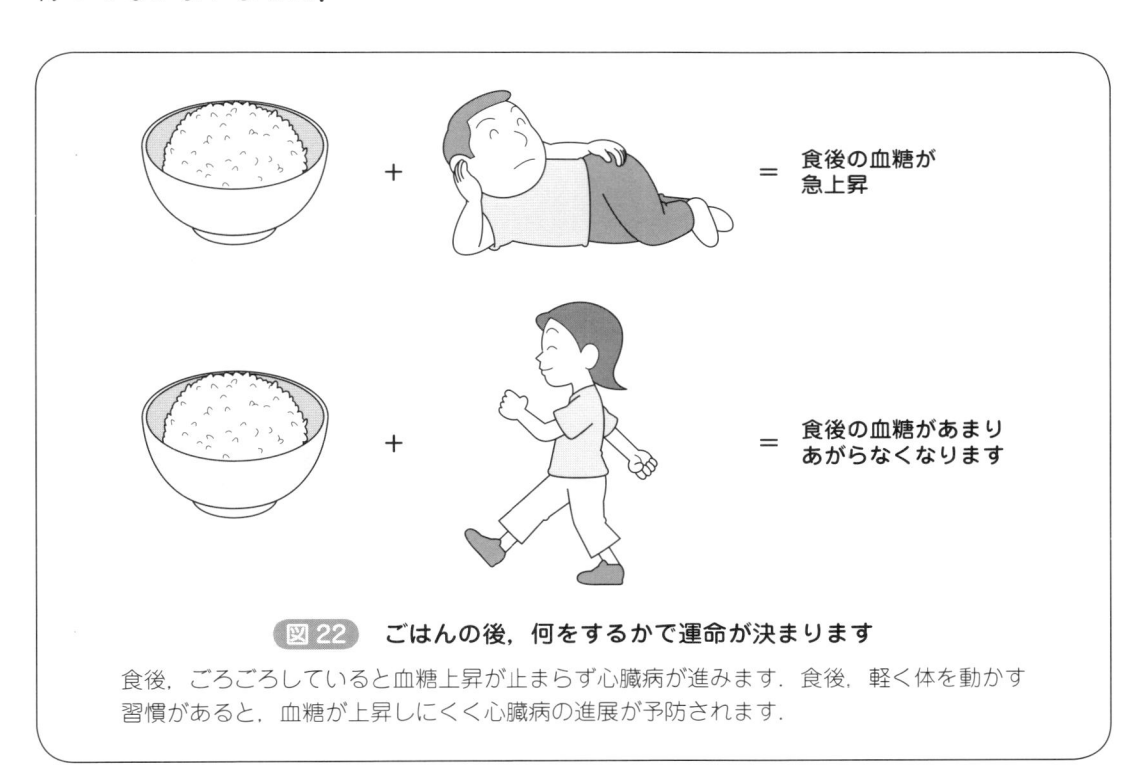

図22　ごはんの後，何をするかで運命が決まります

食後，ごろごろしていると血糖上昇が止まらず心臓病が進みます．食後，軽く体を動かす習慣があると，血糖が上昇しにくく心臓病の進展が予防されます．

　この点から考えると，忙しいために食後ゆっくりと休む暇がなくて動き回っている人は，食後高血糖の予防ができているということです．少しポジティブに考えていいかもしれません．

　もちろん，本物の糖尿病の人が心臓病になりやすいのも事実です．よく，HbA1c

第2章 病気を知って下さい

という指標が血糖のコントロール指標に使われていますが，この数値を6以下（2011年春からは5.6以下）くらいにはしたいものです．現在6.5くらいで「これくらいならいいね」と先生に言われている方は，ぜひ自分で運動と食事に気をつけてもう少しコントロールをよくして下さい．

コレステロール関係でいえば，定期的な有酸素運動はHDLコレステロール（いわゆる善玉コレステロール）を増やします．また，悪玉の中の悪玉，超悪玉コレステロールといわれている低密度LDLコレステロールを普通の悪玉コレステロール（LDLコレステロール）に戻してくれます．さらに，空腹時に運動をすれば中性脂肪を下げることができます．高血糖予防のためには食後の運動がお薦めでしたが，中性脂肪低下のためなら食前の運動です．両方ある場合には，食後のほうが安全です．

血圧も下がります．6カ月間，定期的な有酸素運動を行えば，上（収縮期）の血圧が10mmHg，下（拡張期）の血圧が5mmHg下がるといわれています．

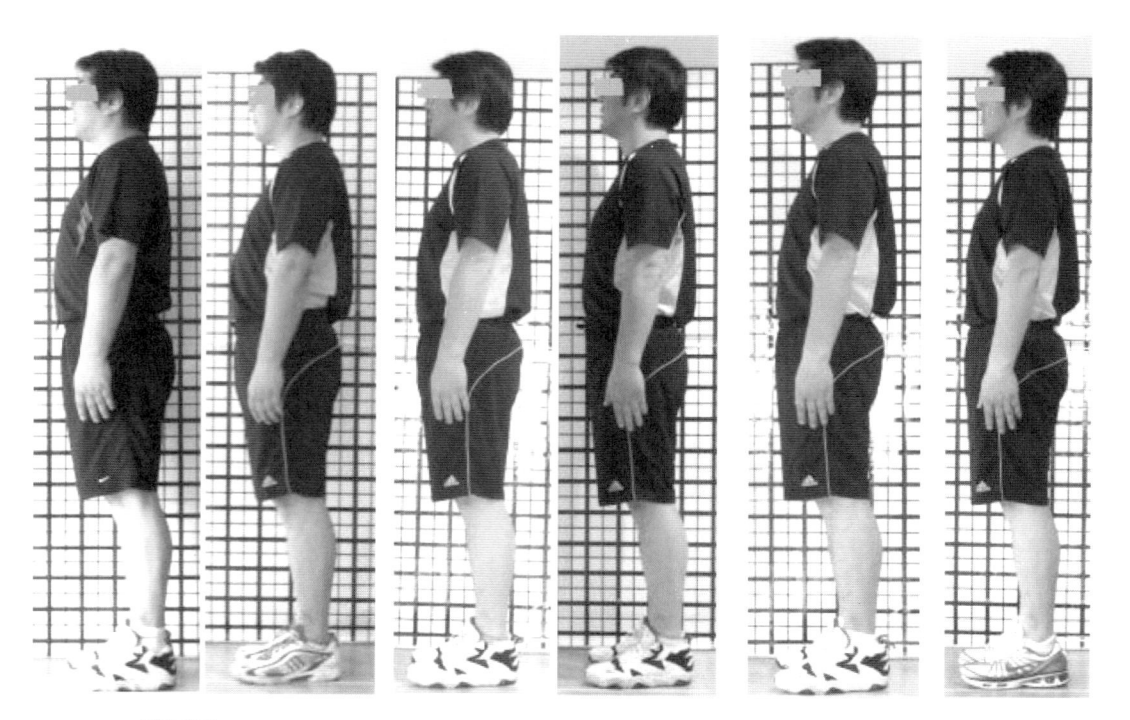

図23 群馬県立心臓血管センターで行われているヘルスアップ教室の効果

3カ月間の運動教室に参加することによって，姿勢がよくなり，ウエストが明らかに細くなりました．（左が参加前，右が3カ月終了後）

A. 狭心症

そして，内臓脂肪も減ります（図23）．内臓脂肪こそが狭心症・心筋梗塞の原因だとされていますから，運動は根本から心臓病を予防してくれます．

また，運動は，ストレスに強い体にしてくれます．気分転換になるだけではありません．ストレスは心筋梗塞の原因なのです．運動を習慣にしている人はストレスに強い体になっているため，心筋梗塞になりにくい体に変わっているのです．

5. 血栓を予防する効果もあります

運動をすると血栓もできにくくなります．先ほど書きましたように，狭心症が起こるほど血管が狭くなっていなくても，急性冠症候群は発症します．その原因が血栓でした．普段から体を動かす習慣のある人は，血栓ができにくい体に変わっていますので，心筋梗塞になりにくい体になっているのです．

6.「カテーテル治療が成功したから運動はいらないですよ」と言われた方へ

いままでのお話で，わかってもらえたと思います．カテーテル治療が成功しても運動療法は必要です．再発防止のため，あるいは，昔以上に健康になるために運動を行うようにしましょう．

でも，主治医の先生が反対した場合は，どうしたらよいのでしょうか．本当に運動をすると危険なのかもしれません．最初に書いた，運動をしてはいけない心臓病なのかどうかを聞いて下さい．そうでない場合には別の先生にも相談しましょう．運動に反対する先生はいろいろな理由を言います．心臓が弱っているからダメ，不整脈が出るからダメ，転ぶからダメ，ステントやペースメーカーの電線が動くからダメ．でも，運動は心臓を丈夫にさせますし，逆に，体を動かさないほうが，もっと心臓が弱ります．また，じっとしているほうが，不整脈も出やすくなります．もちろん，転びやすくもなりますし，「ステントが動く」とか「ペースメーカーの電線が動く」などと言われるする先生がいたら，ちょっと技術的にも心配ですから他の先生に変わったほうがよさそうです．

でも，別の先生に相談してしまうと，いざ狭心症発作の時にカテーテル治療を受けられなくなってしまうと心配かもしれません．

第 2 章　病気を知って下さい

　安心して下さい．図 14 でお示ししましたように，カテーテル治療だけなら，今は，循環器内科を標榜する病院の 94％で受けられます．そして，どの町にも必ず一人はカテーテルの専門家がいます．ほとんどこの病院でも，心筋梗塞は喜んで引き受けてくれ，ほとんどの病院で，良好なカテーテル治療を受けられます．でも，できれば，運動や食事関係の指導（「心臓リハビリテーション」とよびます）にも熱心な施設で治療を受けて下さい．そのほうが，将来，心筋梗塞を繰り返して苦しむ確率が減りますから．心臓リハビリテーションに熱心な施設と医師は心臓リハビリテーション学会のホームページで検索できます（http://square.umin.ac.jp/jacr/hospital/index.html）．

7. 運動の効果，追加とまとめ

　いままでお話してきましたように，狭心症の方は運動をするとたくさんよい点があります．

　狭心症の予防という観点からは，冠危険因子の改善が重要です．糖尿病，食後の高血糖，脂質の異常，高血圧，肥満など．運動はこれらのデータを改善し，動脈硬化をできにくい体にしてくれます．

　また，運動は，カテーテル治療がうまくいかない，あるいは，カテーテル治療ができないような細い冠動脈に動脈硬化があって，胸痛が残っている方の胸痛をとってくれます．

　その理由の 1 つ目は，運動をすると運動中でも血液をサラサラに保ってくれるというものです．運動をすると，激しい運動では開始直後から，中等度の運動では 20〜30 分後くらいから血液が濃くなり始めます．運動を普段から行っていると，いつまでも血液がサラサラの状態でいられるのです．

　運動によって血液がサラサラになると，動脈硬化で狭くなった部分を血液が通過しやすくなります．すると，心臓にたくさんの栄養分や酸素を送ることができます．これが，運動によって狭心症の症状が軽くなる理由の 1 つ目です．

　2 つ目は，血管への効果です．

　運動を長く続けていると動脈硬化自体がよくなってきます．つまり，細かった血管が太くなるのです（図 24）．LDL コレステロールを低下させておくと，余計，この効果がはっきりとします．この効果が出るのには数年かかりますが，このことも，心

A. 狭心症

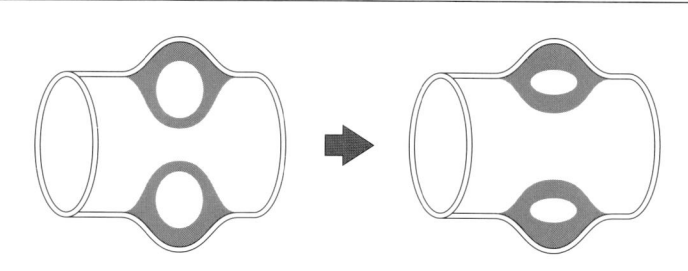

図24 心臓リハビリテーションは動脈硬化病巣を小さくさせます

運動療法と食事療法をしっかりと実行すると，コレステロールの塊が小さくなって動脈硬化の大きさが小さくなります．

臓への酸素と栄養分の供給改善に関与し，狭心症を改善させる理由の1つです．

3番目は心臓の動き方の効率がよくなるというものです．

運動は，同じ仕事をした時の心臓の働きを減らしてくれます．運動選手の脈がゆっくりなことはご存知の方も多いと思います．このことは誰にでも起こるのです．たとえば，運動を始めて2週間くらい経つと，2階まで階段を上った時の脈と血圧が，運動を始める前よりも少し減っている，簡単にいえばドキドキ感が減ったことを経験し

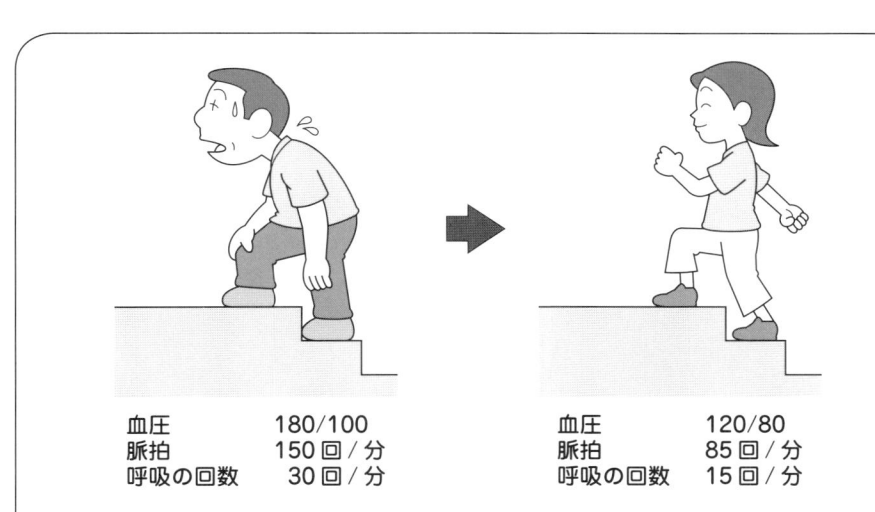

血圧	180/100
脈拍	150回/分
呼吸の回数	30回/分

血圧	120/80
脈拍	85回/分
呼吸の回数	15回/分

図25 同じ程度の運動でも，トレーニングをしている場合としていない場合とでは体の応答が全然違います

普段，運動を行っていないと，階段を3階まで昇りきった時に，血圧も脈も上昇し，呼吸もゼーゼーしてしまいます．しかし，ふだん運動を行っていると，これらの応答が安定します．血圧と脈が上がりにくくなったということは，心臓の負担が減ったことを意味するので，狭心症が起こりにくくなります．

第2章 病気を知って下さい

た方も多いと思います．同じような動作をした時にドキドキしなくなるということは，心臓があまり動かなくてもすむようになったことを意味しているのです（図25）．

　このような3つの理由によって運動は狭心症を改善させるのです．狭心症といわれているけれどもカテーテル治療やバイパス手術をどうしようか迷っている方，まずは軽く体を動かすことから始めてみるといいですよ．もちろん，ストレス・過労・脱水・高血糖には注意しながら行って下さい．

B. 心筋梗塞・急性冠症候群

1. 心筋梗塞ってどういう病気ですか？

　狭心症の章で急性冠症候群について少し説明しましたが，またお話しします．

　狭心症は，動脈硬化が進行して血管が次第に狭くなった結果として生じる病気なのに対して，急性冠症候群は，血管が狭くなくても，動脈硬化病巣（「プラーク」とよびます）の表面の膜に傷がついて血栓ができ，血管が完全に閉塞することが原因です（図26）．

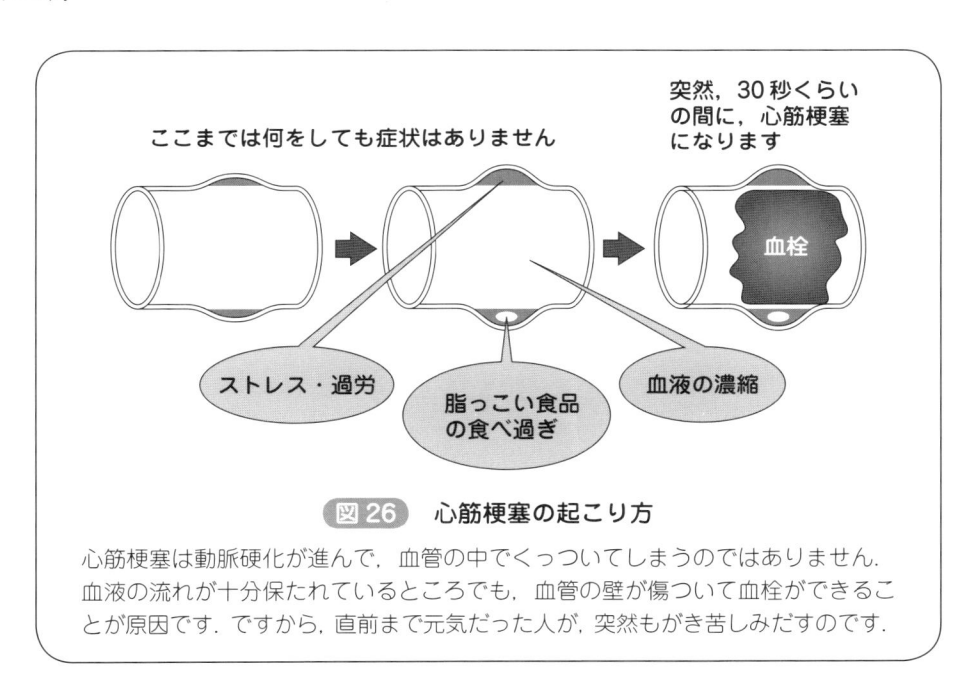

図26　心筋梗塞の起こり方

心筋梗塞は動脈硬化が進んで，血管の中でくっついてしまうのではありません．血液の流れが十分保たれているところでも，血管の壁が傷ついて血栓ができることが原因です．ですから，直前まで元気だった人が，突然もがき苦しみだすのです．

　人の体は素晴らしいもので，血栓ができ始めても，それを溶かそうとする働きがあります．この仕組みのために，血栓が一度できかかっても自然に溶けることがあります．その結果，心臓のダメージが少なくてすんだ場合には「不安定狭心症」とよびます．しかし，血栓が溶けず，ある程度以上，心筋がやられてしまった場合には「心筋梗塞」となります．この2つを合わせて「急性冠症候群」とよんでいます．

第2章　病気を知って下さい

　血管が完全に閉塞して数時間経過すると，血液中の栄養分がその先の心臓に行き渡らず，心臓の細胞は死んでしまいます．ですから，心筋梗塞になると，心臓の働きが落ちます．これは，のちに述べる「心不全」の原因になることがあります．また，場合によっては不整脈がたくさん出るようにもなります．不整脈は「動悸」の原因になりますし，場合によっては心不全を導くこともあります．昔は心筋梗塞の4人に1人が亡くなりました．今では，急性期治療の進歩によって，死亡するのは10人に1人以下になっています．それでも，大変な病気である点には変わりありません．

　急性冠症候群の発症した時の最初の治療は，血管を再開通させるカテーテル治療です．そして，急性冠症候群の新たな発症予防，あるいは再発予防のために，どうしてプラーク表面の膜が傷ついてしまったのか，どうして血栓ができやすかったのか，そもそも，どうしてプラークができてしまったのか，これらの点について考え，対策を練るべきです．この本を読んでいらっしゃる方は，運よく，まだこの世に生がある方のはずですから（図27），どうしたらよいかしっかりと考える必要があるのです．

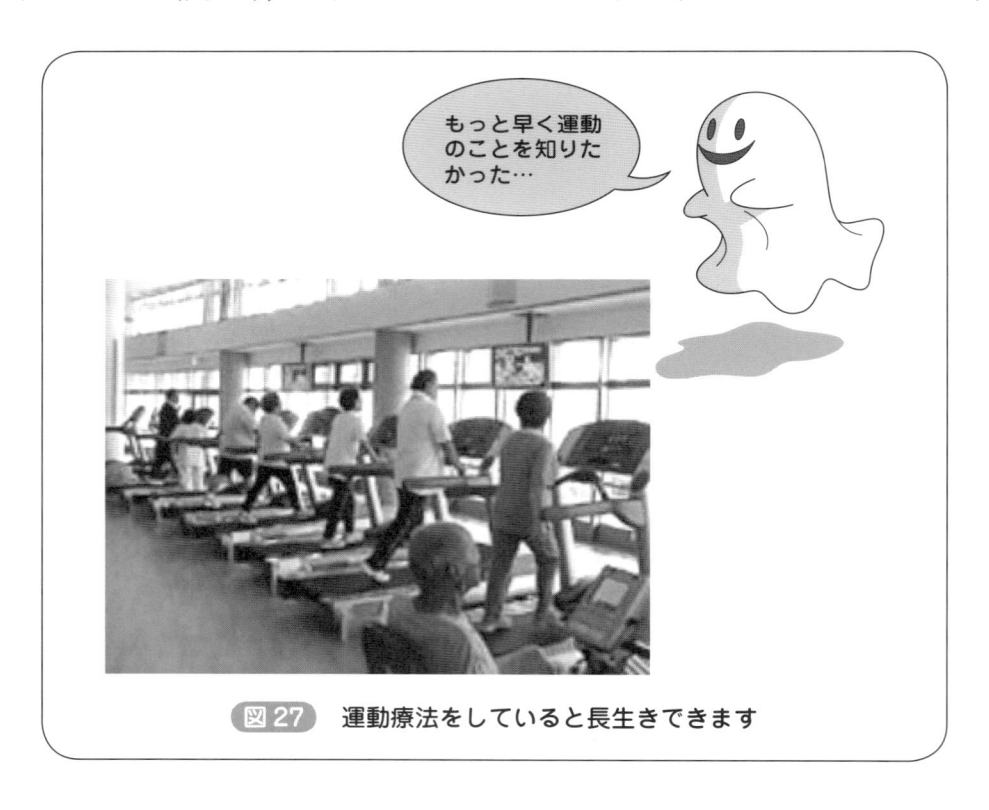

図27　運動療法をしていると長生きできます

B． 心筋梗塞・急性冠症候群

2．病院での心筋梗塞の治療

　急性冠症候群と診断された場合，病院では可能な限りカテーテル治療を行います．私が医師になりたての頃には，まだ，心筋梗塞に対するカテーテル治療は普及していませんでした．そのため，心筋梗塞の方が病院に到着しても病気が進行することを止めることができず，その結果，多くの方が亡くなっていました．ところが，1980年代後半から徐々にカテーテル治療が普及した結果，再灌流療法といって，閉塞した血管を開く治療ができるようになり，心筋梗塞がどんどん進行するのを防ぐことができるようになりました．現在では，心筋梗塞を発症しても病院にたどり着くことができれば10人のうち9人は生き延びることができるようになっています．それもこれも，日曜・祭日もなく，夜中に叩き起こされても病院に駆けつけ，子どもの学校行事よりも奥さんの誕生日よりもカテーテル治療を優先するインターベンション専門医の先生方の努力のたまものなのです．この治療成績は世界に誇れるものです．

　問題はその後です．カテーテル治療が成功しても，それで治療が終わったわけではありません．狭心症と同じように，血栓や動脈硬化の原因を放っておくと，かなりの確率で同じ病気を繰り返します．心臓には主要な冠動脈が3本ありますが，これらが1本，また1本とやられていくと，さすがの名医にかかっても心臓のダメージはかなり大きなものとなってしまい，最終的には「虚血性心筋症」といって，心臓がほとんど動けない状態になります．心臓の働きが悪くなるにつれて体全体の働きも低下します．この状態を「心不全」とよびます．

　こうなった頃には冠動脈は「枯れ枝状」になっていて，もはやカテーテル治療もバイパス手術もできません．その代わりに，お薬をずいぶんたくさん飲まなければならなくなります．お薬は冠動脈を拡張させて胸痛をコントロールしたり，心臓の働きを楽にさせて（心臓を保護する治療なので「心保護」といいます）心機能の回復を図るために必要なものを合わせると，お茶碗1杯くらい飲むことになってしまうのです．

3．運動するとこんなところがよくなります

　では，心筋梗塞の治療に運動を加えると，どのようなよい点があるのでしょう．図28をみて下さい．運動は狭心症のところでお話ししたように，動脈硬化をできにく

第2章 病気を知って下さい

くさせてくれます．心筋梗塞が起こる直接の引き金は血栓だと言いましたが，血栓は動脈硬化の部分からできるので，やはり大本（おおもと）の動脈硬化を減らすことは，心筋梗塞の再発を予防してくれることなのです．

また，運動は，プラーク表面の膜をしっかりとしたものに変えてくれます．ですから，プラークが傷つきにくくなって急性冠症候群を起こしにくくなります．

それと同時に，運動をしていると，血栓ができにくくなります．血栓の基になる血小板の過剰な興奮を抑えてくれて，血液を固まりにくくしてくれます．

さらに，ひとたび血栓ができ始めてしまっても，それを溶かしやすくしてくれます．血栓を溶かす働きが人にはあると言いましたが，運動をするとこのシステムが活発になるのです．

これら，4つのメカニズムによって運動は急性冠症候群の発症を予防し，発症しても重症になることを予防してくれます．

運動は，別の観点からも急性冠症候群を予防します．

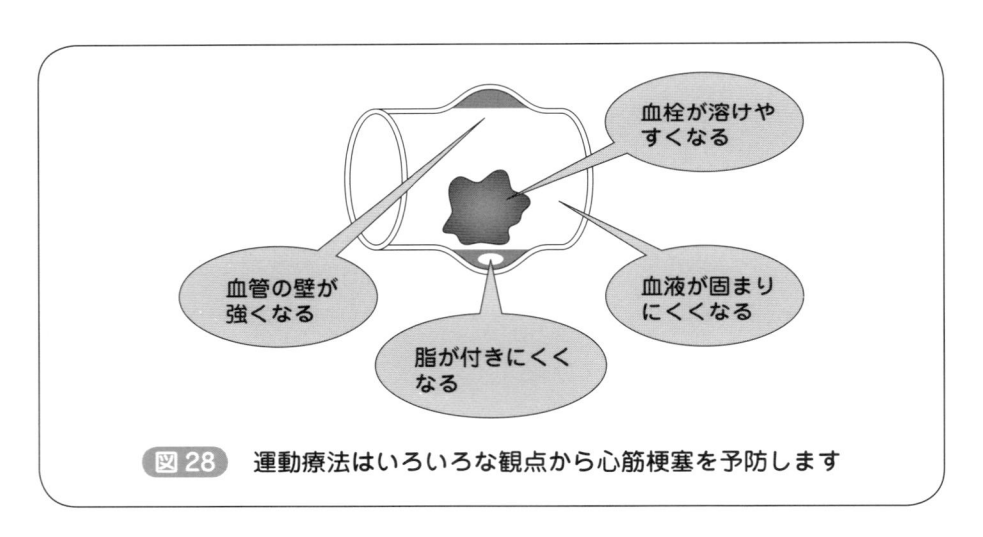

図28 運動療法はいろいろな観点から心筋梗塞を予防します

プラークが破れて血栓ができるのは，簡単にいえば，表6のような状況に陥った時です．1つは，血液が濃縮して濃くなったとき．これは脱水の時にもなりますし，運動開始直後や驚いた時にも，一瞬血液濃度が上昇します．また，糖質を摂りすぎて血糖値が高くなった時にも血液はドロドロになります．ガムシロップみたいなものです．

B. 心筋梗塞・急性冠症候群

表6 心筋梗塞の引き金になりやすい状態

状態	説明
脱水, 高血糖	血液が濃くなって, 固まりやすくなったり, 血管を傷つけやすくします
突然の運動	血液が濃くなって固まりやすくなります
過労・ストレス	血管の壁が弱くなります

　運動を続けていると, 狭心症のところでも書きましたが, 脱水になりにくくしてくれますし, 血液の急激な濃縮も防いでくれます. また, 血糖も下げてくれるので, これらのことが合わさって, 血液の濃縮を防いでくれます.

　次に, 過労や精神的ストレスが続くとプラーク表面の膜が弱くなります. プラーク表面に炎症ができるためといわれていますが, 運動は, この炎症を和らげてくれます. そして, プラークを破れにくくさせてくれます. もちろん, 運動をして体力がつけば過労にもなりにくくなりますし, 運動はストレスを軽くする効果ももっています.

　このように, 運動は, 血栓の引き金となる脱水・高血糖・過労・ストレスを予防して, 急性冠症候群の発症を防いでくれます.

　ここで, 1つ例をお示しします. 同じような体型で同じような生活習慣の人が, 2人で7月の日曜日の早朝, 庭の草むしりを始めたとしましょう. 生活習慣が似ていると言いましたが, 1つだけ違う点があることにします. 1人は, 普段, 運動する習慣があって, もう1人は全然ないとしましょう. すると, この2人のうち, 草むしり開始30分目くらいに突然胸が痛くなって急性冠症候群を起こしてしまうのはどちらでしょうか. もちろん, 運動習慣のない人です. 日常の運動は, 脱水や過労に強い体にしてくれるのです. 運動をして, ぜひ, 心筋梗塞を再発しないようにして下さい.

　再発・予防効果だけではありません. 重症になって, 心臓の働きが落ちてしまった場合にも, 運動は素晴らしい効果を発揮します. このことは後ろの「心不全」の章をみて下さい.

第2章　病気を知って下さい

4．運動は，発症後いつからやってよいのでしょうか

　心筋梗塞発症直後は絶対安静です．カテーテルによる再還流療法ができなかった1980年代には，ベッドから降りることが許されたのは発症3～4日目でした．しかし，現在では，発症翌日には，もうベッドの横に立っています．そして，私が勤務する群馬県立心臓血管センターでは，以前は，発症4日目には運動負荷試験を行って運動の安全性を確認するとともに，適切な運動レベルを決定して，5日目から運動療法を開始していました

　発症4日目から始めていたのには理由があります．昔の厚生省は，心筋梗塞発症から6カ月間だけは，健康保険が運動療法をカバーしてくれていたのです．ですから，ゆっくり開始すると，それだけ，病院でできる運動療法の期間が短くなってしまったのです．

　現在は違います．厚生労働省は，運動療法を開始してから5カ月間，健康保険を使ってよいこととしました．ですから，慌てて始めなくても大丈夫になったのです．それなので，今は，もう少し安定してから運動療法を開始しています．

　いずれにしても，心筋梗塞になったあと，いつまでも横になっているのはよくありません．寝ている時間が長ければ長いほど，座った時にめまいや吐き気を感じやすくなります．治療のための点滴や，特殊な器具が体につけられていない限り，早く体を動かし始めるほうがよいのです．ただ，発症直後のこの時期は，自分勝手に体を動かすと危険もある時期なので，お医者さんや看護師さんの言うことを聞いて下さい．心電図と血圧をチェックしながら，だんだんと活動範囲を広げていってくれます．

　また，心筋梗塞が重症で，心不全になってしまった場合でも，大動脈内バルーンパンピングという特殊な治療装置がつけられていても可能な限りベッドの上で運動するべきだと最近では言われています．しかし，これは，運動療法の専門家が手伝いながら行うトレーニングなので，自分1人では行わないで下さい．

　急性冠症候群になっても，退院後であれば，躊躇しないで体を動かしても大丈夫です．ただし，それぞれの時期と重症度によって，安全で適切な運動レベルが異なります．詳しくは次の項を読んで下さい．

B. 心筋梗塞・急性冠症候群

5. 運動の仕方は？

　運動は2通り行って下さい．ゆっくり歩くような有酸素運動と，力を加える抵抗運動です．

　有酸素運動は息が少し切れるかなというレベルで行って下さい（図29）．この運動強度は，人によってかなり違います．トレッドミルというベルトコンベヤーの上をものすごい速さで歩くのがちょうどよい心筋梗塞の人もいれば，普通の人の半分の速さがちょうどよい人もいます．

　運動中に，少し息が切れながらもお話ができる速さがちょうどよい速さです．病院で運動処方を作るときは，心肺運動負荷試験（CPX）という，呼吸の状態をみながら自転車をこぐ運動負荷試験を用いて，嫌気性代謝閾値（「AT」とよんでいます）というポイントを求めて運動処方を作成しています．だいたいこのポイントで息切れが強くなり始めるので，心肺運動負荷試験ができない場合には，「息切れ感」を目安に運動を行えばよいのです（図30）．

　嫌気性代謝閾値というのは，その日の体調によって変わるので，心肺運動負荷試験

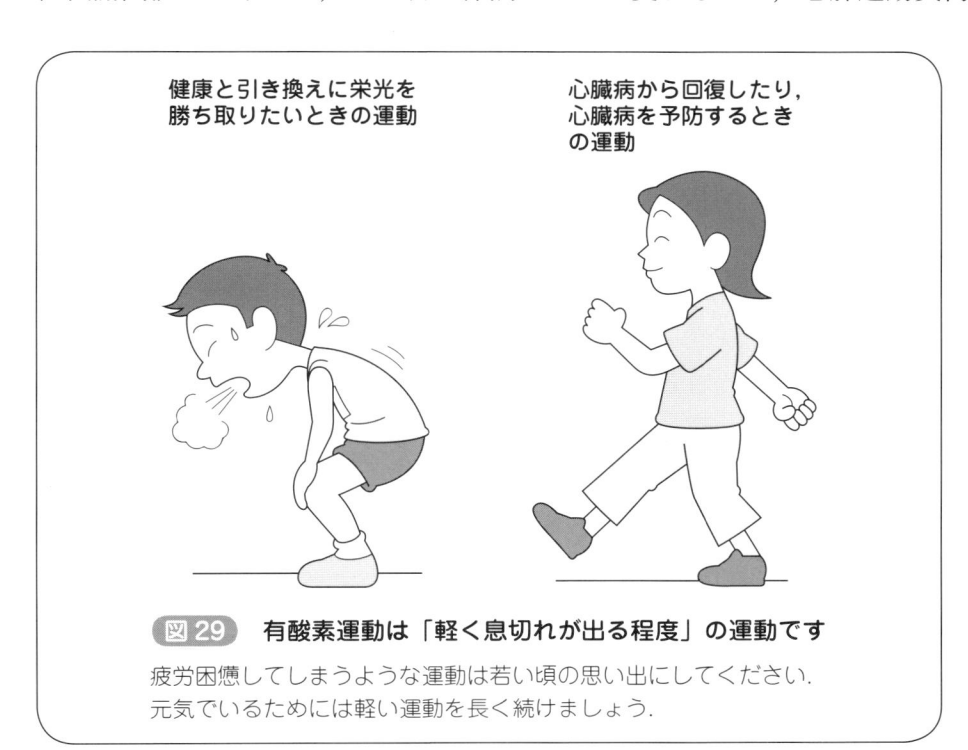

図29 有酸素運動は「軽く息切れが出る程度」の運動です

疲労困憊してしまうような運動は若い頃の思い出にしてください．
元気でいるためには軽い運動を長く続けましょう．

第2章　病気を知って下さい

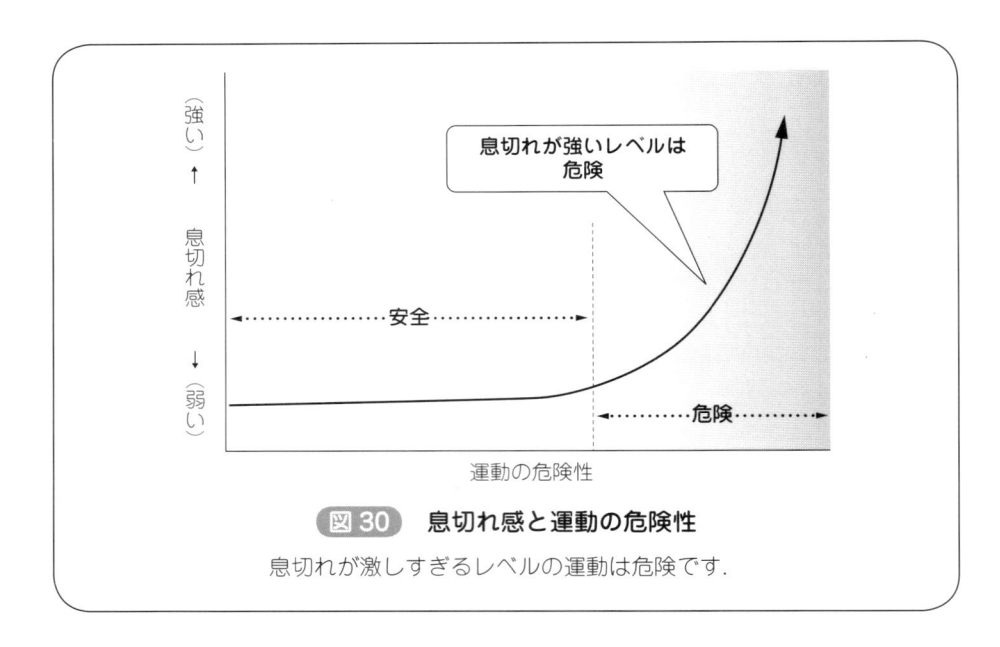

図30　息切れ感と運動の危険性
息切れが激しすぎるレベルの運動は危険です．

　の結果どおりに運動をしていれば安心というものではありません．その日の体調に合わせて，元気な日は少し強く，寝不足などで疲れ気味の日は少し弱く運動をしましょう．病院でも「トークテスト」といって，患者さんと医療スタッフがお話をしながら，息切れの程度をみて，運動強度が強すぎないかどうかみながら負荷量を調節しています．

　なぜ，「息切れ」が重要なのでしょうか．息切れがひどくなりすぎるレベルで頑張って運動を行い続けるとどうなるのでしょう．普通の人だったら，「ああ疲れた」で終わります．むしろ，「久しぶりに運動をしたぞー」という達成感を感じるかもしれません．でも，心臓病の人の場合，時によっては不整脈が増えたり，血栓ができやすくなったりします．最悪の場合，その日の夜，入院しているかもしれません．あるいは，疲れが何日か残って，やっぱり運動なんてしなければよかったと思うかもしれません．疲れた顔をしていると，家族の方から「無理して運動なんてするからよ」なんて怒られるかもしれません．

　息切れを感じるレベル以上だと，「カテコラミン」という，心臓病の方にとっては必要だけれども危険でもあるホルモンがたくさん分泌されすぎて，心臓病を悪くさせてしまうことがあるのです．この物質が増え始める点が，ちょうど息切れを強く感じ始める点でもあるのです．再び心臓病に逆戻りしないために，いや，発症前よりも心臓を丈夫にするために「息切れ」を目安に運動を行うことが重要なのです．

B. 心筋梗塞・急性冠症候群

「息が少し切れる感じ」以下で動けばよい，それだけですから，運動や活動の種目で「行ってはいけない種目や動作」などはないことがわかると思います．

第1章でも書きましたが，「階段を上ってもいいですか」とよく聞かれます．「まだ，駄目だよ」などと医者に言われた方もいるかもしれませんが，これは，「かけ上がったり，がんばって休まず上り続けるのはやめたほうがいいですよ」の意味です．2階だろうが3階だろうが，ゆっくり上ればいいのです（図31）．3分間続けてつらい運動を続けなければ大丈夫です．もっと，安全を見込んで，1分間続けなければ全く問題ありません．普通，1階分，階段を上るのに，ゆっくり上っても1分くらいで昇れます．ですから，普通の経過で心筋梗塞の治療が終わった方は，退院の日からすでに階段1階分は問題なく普通の速さで上れます．でも，心筋梗塞の入院が2週間以上と長引いた方は，最初は踊り場などの真ん中で30秒くらい休みを取ってから，また昇るようにして下さい．「30秒昇って30秒休む」，あるいは「1分昇って数分休む」という動作ならば，決して心臓には負担はかかりません．

心臓病をもっている2階住まいのお年寄りの例を考えてみましょう．年をとると，足と腰とひざが痛くなります．眼もよくみえなくなります．手すりをつかもうとしても，手首と肘と肩が痛くてしっかりとつかめなくなります．それでも，どんな状態であっても，階段を昇らないと家に着きません．その場合は，階段を1段ずつ昇らな

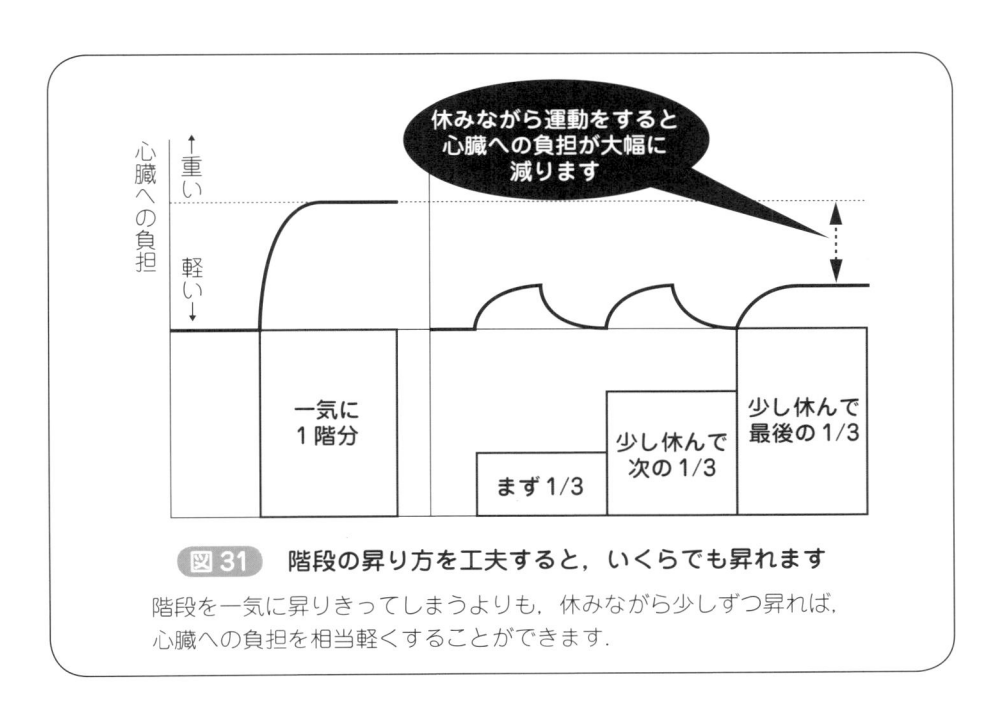

図31 階段の昇り方を工夫すると，いくらでも昇れます

階段を一気に昇りきってしまうよりも，休みながら少しずつ昇れば，心臓への負担を相当軽くすることができます．

第2章　病気を知って下さい

ければならないし，実際昇ることができるのです．ゆっくり昇る分には心臓には負担がかからないので，心臓病のことを心配する必要はなくなるのです．運動ができない限界を作っているのは心臓ではなく体力なのです．ですから，心臓を鍛える意味以外に，まず，体力をつけなおす目的でもぜひ体を動かしましょう．

ところで，最初に非常に弱いペースで始めなければならない人は，ぜひ，毎日10回ずつこのペースで焦らずに階段を上る練習をしてみて下さい．すると，約2週間で息切れ感が軽くなっていることに気づくはずです．そうしたら，もう少し元気よく階段を上ってみて下さい．驚くほど速いペースで元気になるということはありませんが，半年もすれば見違えるほど元気になります．

なぜ，2週間なのでしょう．人の体が遺伝子レベルからはっきりと変わるのに2週間かかるのです．

心臓病の人が息切れを感じる原因の1つに，肺の中の血管が固くなっているということがあります．階段を上るためには足をたくさん動かさなければならないのですが，そのためにはエネルギーと酸素が必要です．酸素は肺から取り込まれて血液に溶けるのですが，肺を流れている血管が硬いために，運動中に十分太くなれないと，一生懸命呼吸をしても吸い込んだ空気中の酸素が血液に溶けにくくなってしまいます．そのために，もっとたくさん呼吸をしなければならなくなって，息が荒くなってしまうのです（図32）．

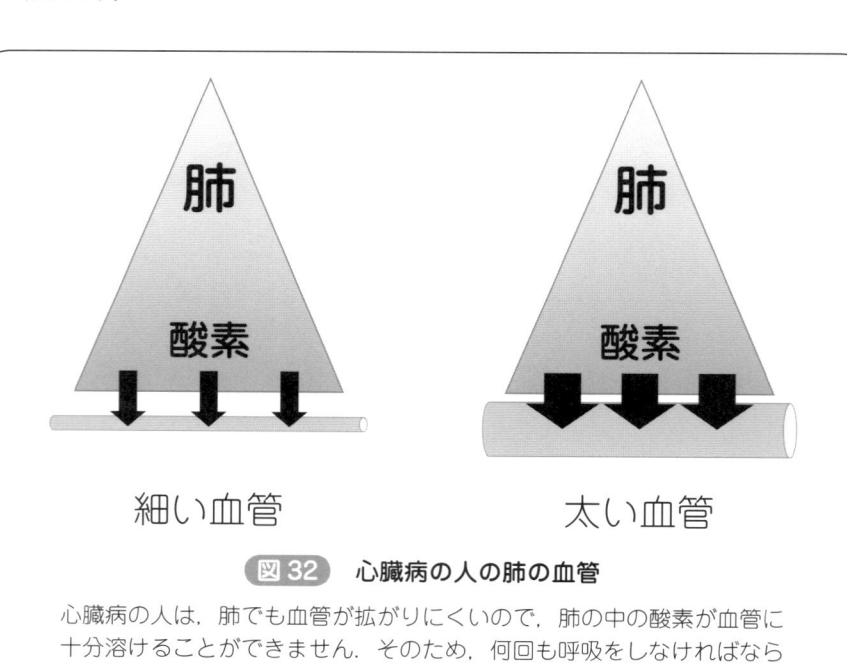

図32　心臓病の人の肺の血管

心臓病の人は，肺でも血管が拡がりにくいので，肺の中の酸素が血管に十分溶けることができません．そのため，何回も呼吸をしなければならなくなり，「息が切れた」と感じるのです．

B. 心筋梗塞・急性冠症候群

　運動中，血液の流れを多くするために血管が太くなるのですが，どの程度血管を太くしようかということを決めている物質があります．心臓病の人は，この物質の出方に異常が生じて，うまく血管を太くさせられません．ところが，実験的に，1週間，運動療法を行うと，この物質の分泌が増え始めることがわかりました．そして，実際に，多くの方が「息切れが減った」と2週間経つと感じ始めるのです．

　息切れについてたくさん書いたついでに，もう少し書いてみます．

　心臓病の人が息切れを感じやすくなる理由の2つ目は手足の筋肉にあります．息切れを感じさせる原因は肺の血管の問題だけではないのです．

　人は，筋肉を動かすと，「動いた」という情報が筋肉から脳に伝えられて呼吸が深くなるようにできています（図33）．足の筋肉がたくさん動くと，この刺激がたくさん出るために，呼吸がどんどん深くそして荒くなるのです．

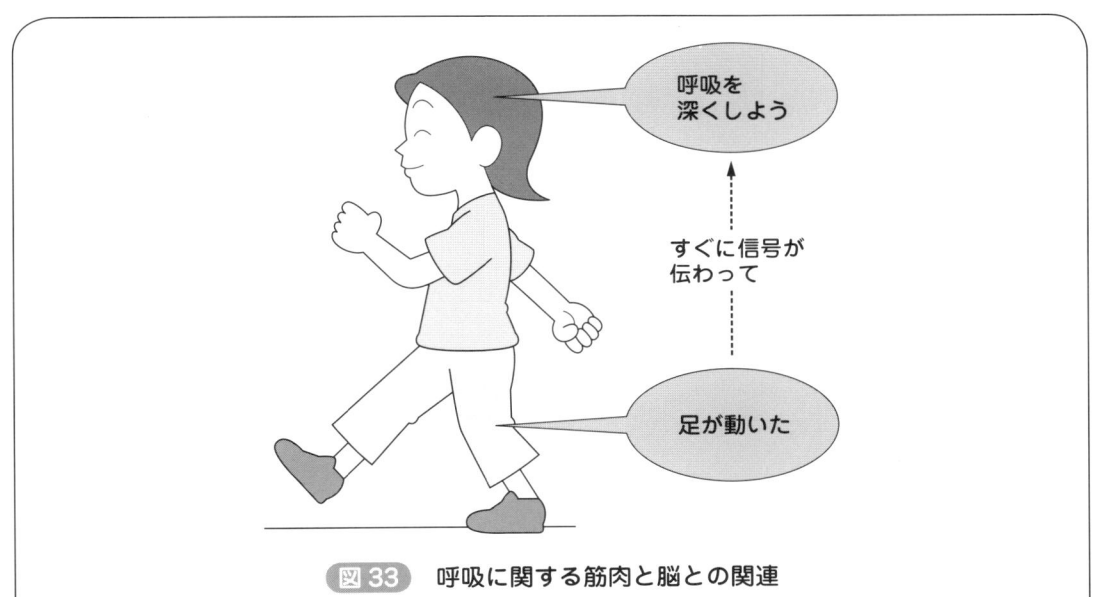

図33 呼吸に関する筋肉と脳との関連

筋肉が動き出すと，信号がすぐに脳に伝わって，呼吸が深くなるように人の体はできています．この反射は，心不全で足が細くなっていると，強くなることも知られています．ですから，やせた心不全の人のほうが元気な人よりも同じ動作で息が切れやすいのです．

　そして，この筋肉からの情報は，筋肉の量が少ないと強く出るようになっています．ですから，心臓病で長く入院して足が細くなってしまった人は，少し動いただけで息が荒くなるのです．この仕組みによる息切れ感は，神経の伝達と足の丈夫さに依存しています．神経の伝達は，やはり数週間で改善し始めますが，足が丈夫になるの

第2章 病気を知って下さい

は約半年かかります．したがって，本当に変な息切れ感がなくなったなと感じるのは運動を始めてから半年くらい経ってからのことが多いようです．

　ところで，全然運動しないのに息切れを感じる人がいます．あるいは，これから体を動かさなくちゃと思ったとたん，息がハアハアし始める人がいます．この原因は2つあります．1つは，本当に体が弱ってしまっている場合です．「心臓」と書かないで，「体」と書いたのは，心臓病というのは心臓が悪くなるのが大本ですが，それをきっかけにして体全体が悪くなって「心臓病」になるからです．息切れ感も，心臓が悪くなり，血管が細くなり，足の筋肉が落ち，自律神経がおかしくなって初めて出現するのです．決して心臓が悪くなるだけでは息切れは出ませんし，逆に心臓を治すだけではよくならないのです．

　最高に体が弱っていると，ベッドに横になっているだけでも息苦しさが出ます．これは，心不全の最も重症な場合です．このような状況の場合は，普通，入院してベッドで安静にしていることが多いと思います．私が勤めている群馬県立心臓血管センターでは，このような方でも，早期回復を目指してベッド上でできる運動を行うこともあるのですが，これは，着実にそれを行ってくれる理学療法士と，血圧や心電図をしっかりとみていてくれる看護師がいるからできるわけで，どこの病院でも可能なわけではありません．

　2つ目は，体がひどく弱っているわけではないのに，何かしようとすると「息切れ」を感じるのは大脳の問題の場合もあります．口の悪い人は「やる気の問題」と言います．大脳の働きは，現在は検査することができません．ですから，病院でいろいろな検査をして正常だと，「やる気がないんだ」と言われてしまうことが多いのですが，本当にそうなのかはわかりません．たとえば，起立性低血圧や，心臓病の薬をたくさん飲んでいるために血圧が低くなってしまっている人は，体を動かすといろいろな症状が出ることを体が学習してしまい，さあ動かなくちゃという時に体が拒絶反応を示して「息切れ感」を感じるようです．これは，やる気の問題ではないように思えます．

　このような場合，症状が日増しに強くならない限りは，心臓病は安定していると考えられます．そんなときは，運動をするべきです．運動をしないと，いつまでもこの症状がとれないどころか，どんどん悪くなります．2週間，1回5分間くらい，軽く体を動かすようにすると，知らない間に体が楽になってきたと皆さん言ってくれます．

B. 心筋梗塞・急性冠症候群

　運動の仕方を説明していたはずなのに，ずいぶん脱線してしまいました．心筋梗塞の方が行うべき運動のお話に戻ります．
　2つ目は抵抗運動です．
　一昔前の2000年頃までは，心筋梗塞の後に抵抗運動を行うと血圧が上がりすぎて心臓が破裂するといわれていました．ですから，いきむような運動は絶対に禁止でした．そのため，その頃に学生時代を送っていた先生方や，その先生たちに勉強を教わった看護師さん達に尋ねると，今でも，力を入れるような運動はしないで下さいといわれるかもしれません．
　今は，時代が変わりました．昔は，抵抗運動というと，ボディビルディングで行うような運動が行われていたので，心臓が破裂するかもしれないという心配は当然でした．今は違います．抵抗運動といっても，少しずつ強い負荷をかけていって，少し息が切れる程度の強さをみつけ，そのレベルでリズミカルに行うような運動を取り入れています．この運動では，残念ながらムキムキにはなれません．でも，息切れ感を減らすことができる程度に筋肉を増やすことはできますし，血糖値の消費を増やす程度に筋肉を増加させることができます．
　方法も様々あります．心筋梗塞が重症だった人は，つま先立ちを繰り返すのでも効果があります．料理をしたり，お皿を洗いながらつま先立ちをしてみてはどうでしょうか（図34）．病院でするときには，ゴムチューブを手や足で伸ばしたりゴムボールを蹴る運動をします（図35）．ご自宅でも行えますのでテレビでもみながらやってみて下さい．

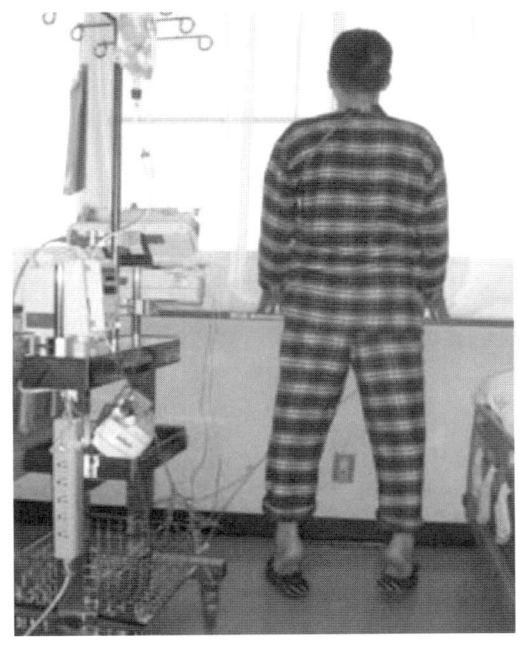

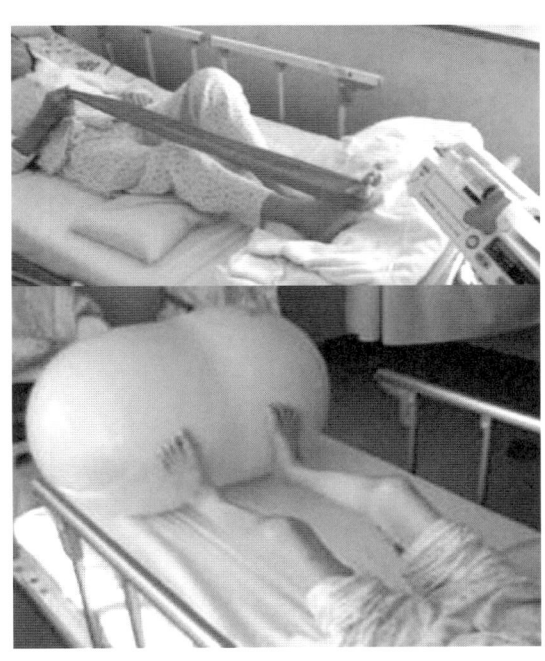

図34　爪先立ち運動　　　図35　ベッド上でのゴムチューブやボールを使った運動

第2章　病気を知って下さい

　軽症だった人は，ジムにある器具を使ってもかまいません（図 36）．「10 回は連続して動かせる」という重さに設定して手足を鍛えて下さい．ただし，心筋梗塞の人は負けず嫌いで見栄っ張りだったりするので注意が必要です．隣の人よりも重い負荷で運動」しようなどと競争しないで下さい．整形外科病棟に入院することになってしまうと困ります．

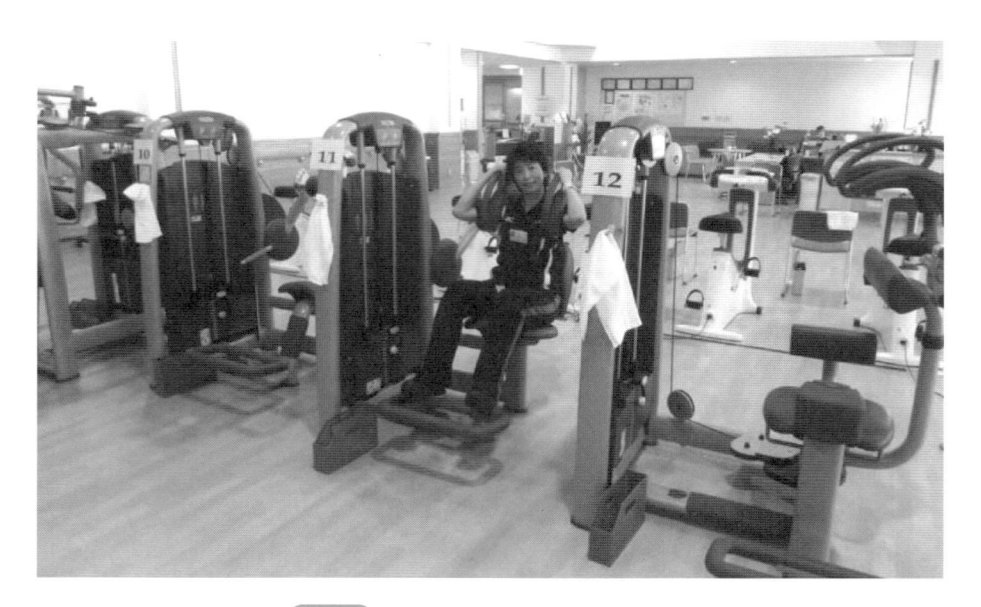

図 36　マシンによる抵抗運動の例

C. 心不全

1. 心不全は心臓だけの問題ではないんです

　「心不全」とはどういう病気でしょうか．
　心臓は血液を循環させるためのポンプです．心臓が何らかの病気になると，このポンプとしての働きが低下します．これを「心機能不全」とよびます．まだ，「心不全」ではありません．心機能不全になると，体がいろいろな変化を起こします．心機能不全に加えて体全体の機能が低下する状態を心不全とよびます（図37）．ですから，心臓だけを治しても心不全の人は元気にならないし，寿命も大して延びないのです．

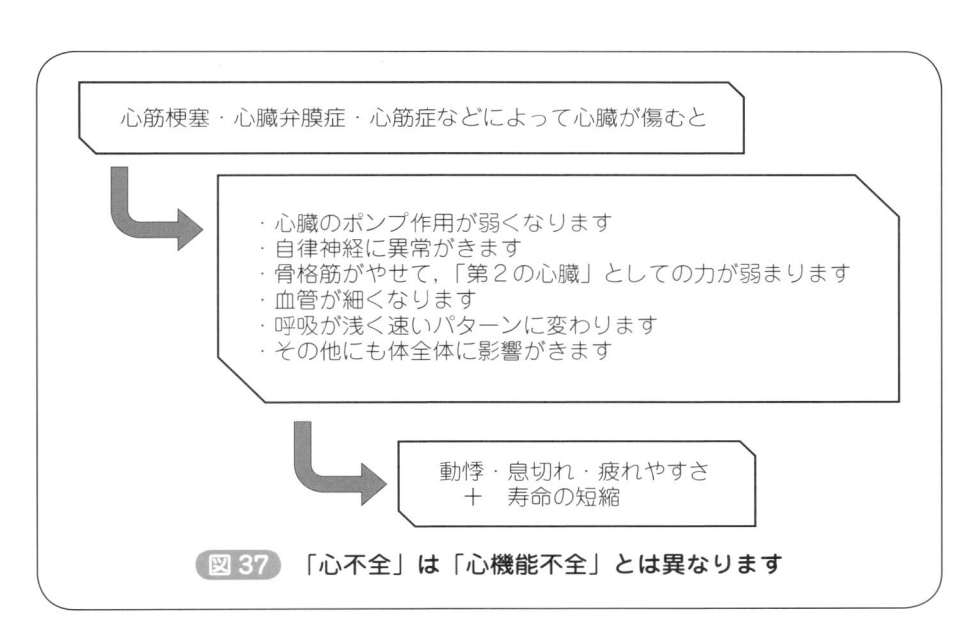

```
心筋梗塞・心臓弁膜症・心筋症などによって心臓が傷むと
  ↓
・心臓のポンプ作用が弱くなります
・自律神経に異常がきます
・骨格筋がやせて，「第2の心臓」としての力が弱まります
・血管が細くなります
・呼吸が浅く速いパターンに変わります
・その他にも体全体に影響がきます
  ↓
動悸・息切れ・疲れやすさ
    ＋　寿命の短縮
```

図37　「心不全」は「心機能不全」とは異なります

　では，心臓のほかにどのような部分がやられるのでしょう．そして，どのような症状や結果が導かれるのでしょう．
　まず，自律神経に異常が生じます．

第2章　病気を知って下さい

　自律神経は，血管や腸の動き・呼吸数など，自分の意識とは無関係に体の動きを調節している神経のことです．闘う時に必要な交感神経と休む時に必要な副交感神経とあり，両者がバランスをとって，体を調節しています（図38）．

　心不全では心臓の動きが悪くなるので，心臓を強く動かそうとしたり，あるいは早く動かそうとして，交感神経活性が活発になります．これは，「動悸」という症状を導きます．

　心臓を元気づけようと活発になった交感神経は，呼吸の仕方も変えてしまいます．

　交感神経は脳を刺激して呼吸を速くさせる働きをもっています．心不全で交感神経活性が興奮しすぎると，呼吸も異常に速くなってしまいます．これは，「息切れ」という症状を誘発します．

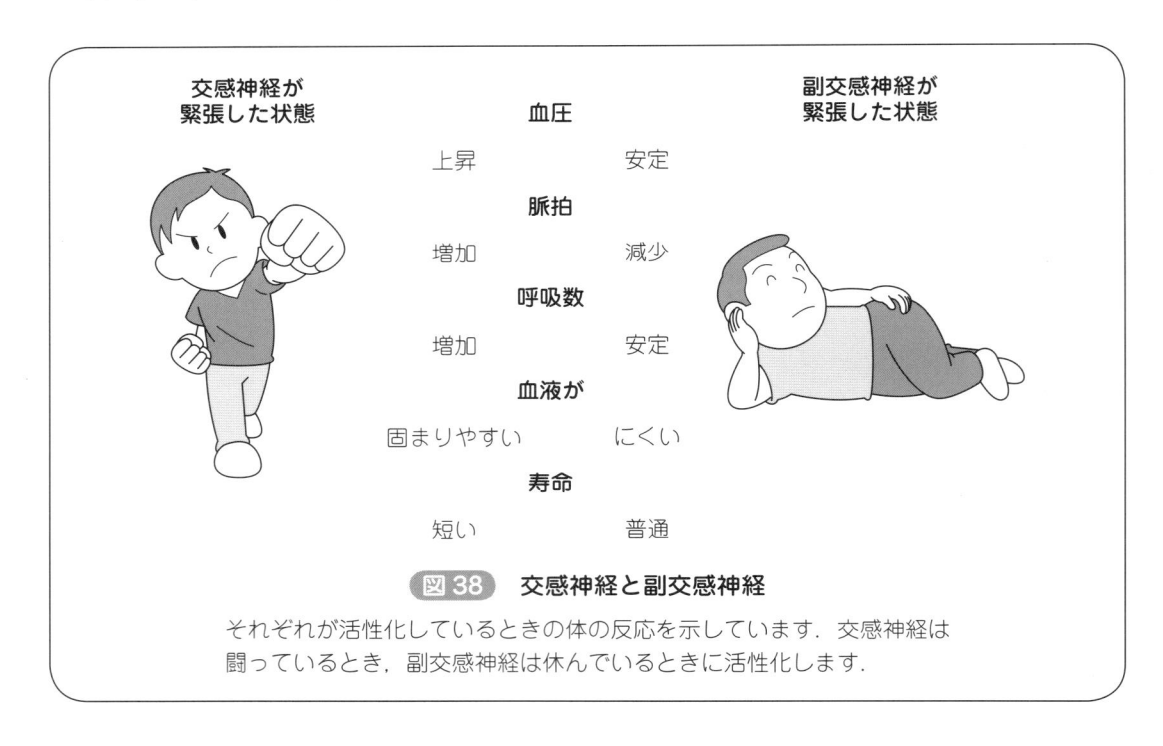

交感神経が緊張した状態		副交感神経が緊張した状態
	血圧	
上昇		安定
	脈拍	
増加		減少
	呼吸数	
増加		安定
	血液が	
固まりやすい		にくい
	寿命	
短い		普通

図38　交感神経と副交感神経
それぞれが活性化しているときの体の反応を示しています．交感神経は闘っているとき，副交感神経は休んでいるときに活性化します．

　もう1つ，ゆっくりと深く呼吸するためには，呼吸に関係するたくさんの筋肉に血液を送らなければなりません．たくさん血液を送るのは心臓にとって負担が大きいのです．呼吸を浅くすれば，呼吸に関係する筋肉が少なくなるので心臓の働きも少なくてすむようになります．心臓が休めるわけです．そのかわり，呼吸の回数は増やさなければなりません．心不全の場合には，呼吸が浅く速くなるわけです．この理由でも，心不全では「息切れ」を感じやすくなります．

C. 心不全

　筋肉も変わります（図39）．心不全になって休んでいるだけで筋肉はやせ細りますが，心不全の場合に筋肉が細くなるのはそれだけの理由ではありません．心不全になると，筋肉を細くさせてしまおうというホルモンが分泌されるのです．考えてみて下さい．急に心臓が悪くなって，それでもどうしても生き延びなければならないような状況では，生きてゆくために最低限必要なところから保護されていくのです．生きてゆくのに，最も重要なのは，脳と内臓です．手足はなくても死ぬことはありません．手足は動物らしく動き回るときに必要なだけです．ですから，心不全が悪くなると，心臓がオーバーワークにならなくてすむように，手足の筋肉へ余分な血液を送らないですませようとします．そのために，手足をわざとやせさせようとするホルモンが出るようにできているのです．ですから，心不全では手足がやせてきて，最後はすっかりやつれてしまうのです．これは「心臓悪液質」とよばれています．そして，「易疲労感」という症状を導きます．

　このほかに血管そのものも細くなりますし，免疫系の働きもやられてしまいます．

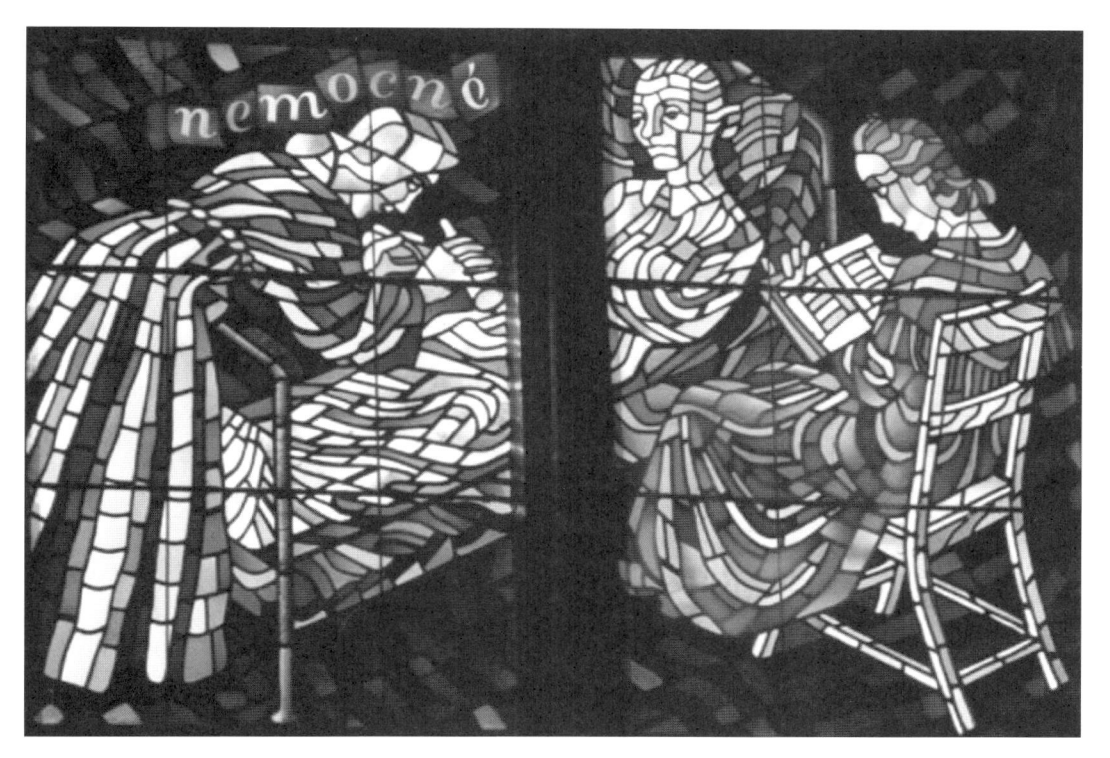

図39　心臓病になると最後はやせ細ってきます
これはプラハ城にあるステンドグラスの1枚です．心臓病かどうかわかりませんが，心不全などで長く病んでいるとこのようにやせてきます．

心機能低下に始まって，体全体がやられて，「動悸」，「息切れ」，「易疲労感」といった症状が出現するのが心不全だということを理解して下さい．

2. 心不全の人は絶対安静ですか？

2000年までは，医者向けの教科書にも，心不全は「安静」と記載されていました．運動をすると，運動中に手足にたくさん血液を送らなければならなくなって心臓がへばってしまうからです．また，激しい運動をすると，興奮するときの自律神経（「交感神経」といいます）が活発になりすぎて，心不全を悪化させてしまうからです．そのため，心不全の人は，なるべく心臓に負担をかけずにそーっとしていてもらいました．

ところが，2001年，アメリカとヨーロッパの心臓病のガイドラインが180度変わりました（図40）．「心不全の人は運動をしなければなりません」と記載されたのです．

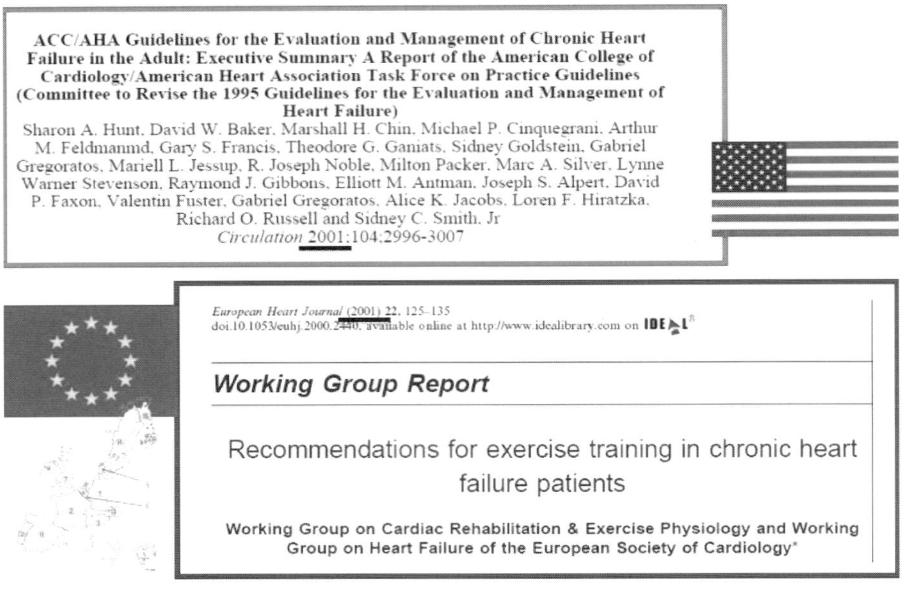
ACC/AHA Guidelines for the Evaluation and Management of Chronic Heart Failure in the Adult: Executive Summary A Report of the American College of Cardiology/American Heart Association Task Force on Practice Guidelines (Committee to Revise the 1995 Guidelines for the Evaluation and Management of Heart Failure)
Sharon A. Hunt, David W. Baker, Marshall H. Chin, Michael P. Cinquegrani, Arthur M. Feldmanmd, Gary S. Francis, Theodore G. Ganiats, Sidney Goldstein, Gabriel Gregoratos, Mariell L. Jessup, R. Joseph Noble, Milton Packer, Marc A. Silver, Lynne Warner Stevenson, Raymond J. Gibbons, Elliott M. Antman, Joseph S. Alpert, David P. Faxon, Valentin Fuster, Gabriel Gregoratos, Alice K. Jacobs, Loren F. Hiratzka, Richard O. Russell and Sidney C. Smith, Jr
Circulation 2001;104;2996-3007

European Heart Journal (2001) 22, 125–135
doi.10.1053/euhj.2000.2440, available online at http://www.idealibrary.com on IDEAL
Working Group Report
Recommendations for exercise training in chronic heart failure patients
Working Group on Cardiac Rehabilitation & Exercise Physiology and Working Group on Heart Failure of the European Society of Cardiology*

図40　アメリカとヨーロッパの心不全に対する運動療法に関するガイドライン
2001年にアメリカとヨーロッパで相次いで心不全には運動をするべきだというガイドラインが出されました．

JCOPY 498-07650

C. 心不全

　これには，心不全治療の考え方の変化と運動生理学の進歩が大きく関係しています．

　2000年頃までは，心不全治療薬として，心臓を強く収縮させる薬が競って開発されていました．疲れた馬に鞭をうつ治療法です．ところが，そのような薬は，一時的に心臓をよくしても，寿命がかえって縮んでしまうことがわかりました．

　そして，出てきたのが「心保護」という考えです．心臓には少し休んでもらって，長持ちしてもらおうという考え方です．そのかわりに心臓以外の部分を鍛えて体全体をよくしようという考えです．薬でも，β遮断薬というものがあり，心不全にたくさん使われています．これは普通に使うと心臓の働きを落としてしまう作用があります．しかし，「心臓の働きを落とす」ということは「心臓を休ませる」ことでもあるのです．ですから，この薬をうまく使うと，心臓がだんだん元気を取り戻してくるのです．これも「心保護」治療のよい例です．また，ASV（アダプティブサーボベンチレータ，オートセットCS®）といってマスク式の呼吸器をつける陽圧呼吸療法も，最近普及してきました．これも，肺に圧力を軽く加えることによって心臓を外から軽く押してあげて，心機能をよくさせる器具です．ただ，このASVという器具は，心臓の動きをよくさせるだけでなく，自律神経を落ち着かせる効果もあって，寿命を直接延ばす効果があるのではないかと考えられています．夜寝る時，あるいは日中に1時間くらいつけるだけでも効果はあるのですが，これもやはり「心保護」治療の最新版です．

　運動も「心保護」を実現させる手段の1つです．運動中は脈が速くなるので，心臓には負担がかかるように思えますが，運動をしていない残りの時間，1日30分運動するのであれば，残りの23時間と30分間は心臓の動きがかえってゆっくりとなって心保護効果が得られるのです．

　ですから，図41に示すように，心不全の人は，心不全になりそうな状況の人から，重症になってしまった人まで，運動療法は基礎治療法として必須なものになっているのです．

　しかし，運動の程度に関しては，狭心症や心筋梗塞の人よりも気を遣わないといけません．心不全の程度の強い人は，激しい運動は危険だからです．その意味で，街中のフィットネススタジオでは断られるかもしれません．また，病院でも，心不全の運動に対応できている施設は少ないかもしれません．主治医の先生に尋ねてみて，運動はダメと言われてしまったら，ぜひ，運動が可能な施設の門をたたいて下さい．心臓

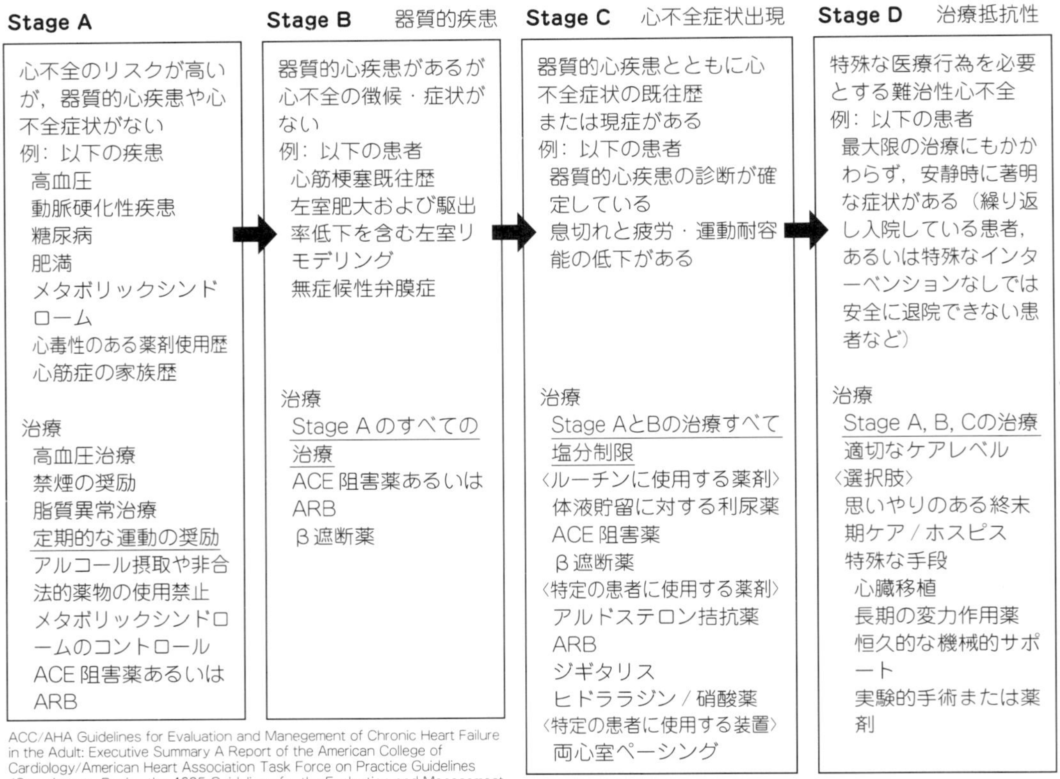

第2章 病気を知って下さい

Stage A	Stage B 器質的疾患	Stage C 心不全症状出現	Stage D 治療抵抗性
心不全のリスクが高いが，器質的心疾患や心不全症状がない 例：以下の疾患 　高血圧 　動脈硬化性疾患 　糖尿病 　肥満 　メタボリックシンドローム 　心毒性のある薬剤使用歴 　心筋症の家族歴 治療 　高血圧治療 　禁煙の奨励 　脂質異常治療 　定期的な運動の奨励 　アルコール摂取や非合法的薬物の使用禁止 　メタボリックシンドロームのコントロール 　ACE 阻害薬あるいはARB	器質的心疾患があるが心不全の徴候・症状がない 例：以下の患者 　心筋梗塞既往歴 　左室肥大および駆出率低下を含む左室リモデリング 　無症候性弁膜症 治療 　Stage A のすべての治療 　ACE 阻害薬あるいはARB 　β遮断薬	器質的心疾患とともに心不全症状の既往歴または現症がある 例：以下の患者 　器質的心疾患の診断が確定している 　息切れと疲労・運動耐容能の低下がある 治療 　Stage A と B の治療すべて 　塩分制限 　〈ルーチンに使用する薬剤〉 　体液貯留に対する利尿薬 　ACE 阻害薬 　β遮断薬 　〈特定の患者に使用する薬剤〉 　アルドステロン拮抗薬 　ARB 　ジギタリス 　ヒドララジン／硝酸薬 　〈特定の患者に使用する装置〉 　両心室ペーシング	特殊な医療行為を必要とする難治性心不全 例：以下の患者 　最大限の治療にもかかわらず，安静時に著明な症状がある（繰り返し入院している患者，あるいは特殊なインターベンションなしでは安全に退院できない患者など） 治療 　Stage A, B, C の治療 　適切なケアレベル 　〈選択肢〉 　思いやりのある終末期ケア／ホスピス 　特殊な手段 　　心臓移植 　　長期の変力作用薬 　　恒久的な機械的サポート 　　実験的手術または薬剤

ACC/AHA Guidelines for Evaluation and Manegement of Chronic Heart Failure in the Adult: Executive Summary A Report of the American College of Cardiology/American Heart Association Task Force on Practice Guidelines (Committee to Revise the 1995 Guidelines for the Evaluation and Management of Heart Failure). Circulation 104: 2996-3007, 2001

図 41 アメリカの心不全治療のガイドラインです

心不全になりそうな段階から予防的に運動を行うべきで，重症心不全になっても運動療法は継続するべきだということが書いてあります．

リハビリテーション学会のホームページをみれば，どの病院で運動療法を熱心に行っているかわかります．ただ，同じ病院でも，今は専門が細分化されているので，心筋梗塞や不整脈はみるけれども運動療法や食事療法はよく知らないという先生もいたりします．運動をさせてくれる先生を紹介してくれるようにお願いするとよいでしょう．

3．運動をするとこんな効果があります

　図 42 に心不全の状態を描いた図をもう一度示します．運動は，体のほとんどすべての部分に効果があります．

C. 心不全

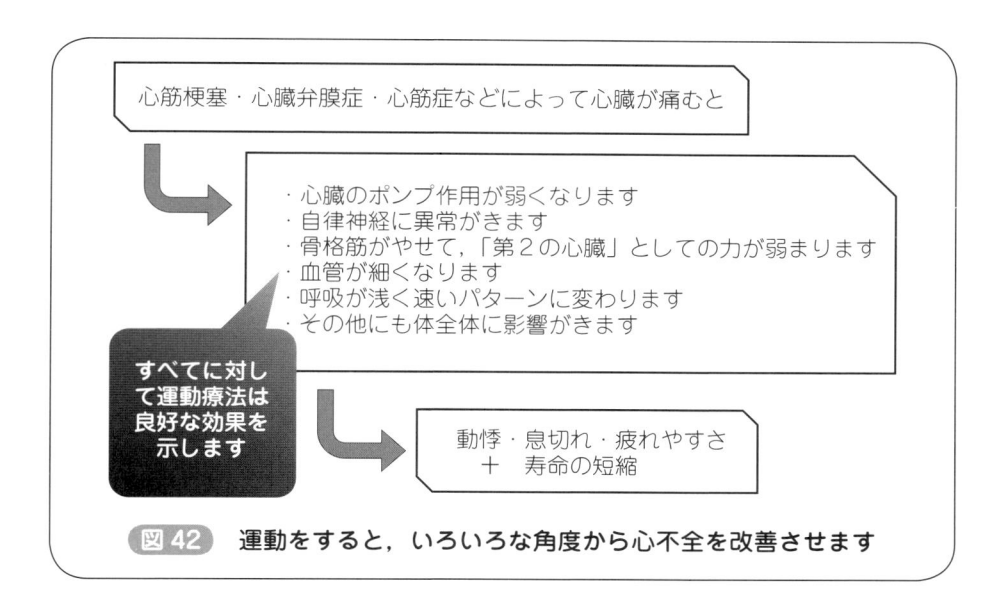

```
┌─────────────────────────────────────────────────────────┐
│  心筋梗塞・心臓弁膜症・心筋症などによって心臓が痛むと    │
└─────────────────────────────────────────────────────────┘
          ↓
     ┌─────────────────────────────────────────────┐
     │ ・心臓のポンプ作用が弱くなります             │
     │ ・自律神経に異常がきます                     │
     │ ・骨格筋がやせて,「第2の心臓」としての力が弱まります│
     │ ・血管が細くなります                         │
     │ ・呼吸が浅く速いパターンに変わります         │
     │ ・その他にも体全体に影響がきます             │
     └─────────────────────────────────────────────┘
 ┌──────────┐      ↓
 │すべてに対し│   ┌──────────────────────┐
 │て運動療法は│   │ 動悸・息切れ・疲れやすさ │
 │良好な効果を│   │    ＋ 寿命の短縮       │
 │示します   │   └──────────────────────┘
 └──────────┘
```

図42 運動をすると，いろいろな角度から心不全を改善させます

　まず，心臓と血管への効果です．運動は，心臓の縮み方や伸び方を改善させます．これらの効果は運動を始めて数カ月経つと現れると報告されています．また，運動開始2週間くらい経つと血管が太くなります．そうすると心臓から血液が流れ出やすくなります．私達は，これを「心拍出量が増える」といっています．

　次に，運動は筋肉をしっかりとさせてくれます．「心不全になると手足の筋肉が弱ってしまいます」と，心筋梗塞のところで書きましたが，運動は筋肉をしっかりさせて「疲れやすさ」という症状を和らげてくれます．

　それだけではありません．「足は第2の心臓」とか「骨格筋ポンプ」という言葉を聞いたことがあると思います．ふくらはぎや太ももの中には，人差し指ほどの太さの静脈が流れています．歩くのに伴って足の筋肉が収縮すると，中に挟まっている静脈をぎゅうぎゅうと絞って，血液を足から心臓に戻すように働いてくれます．これを「骨格筋ポンプ」とよびます．時速4kmくらいの速さでの散歩だと，足がしっかりしている人は，この骨格筋ポンプ作用だけで血液を循環させることができるとまでいわれています．これが「足は第2の心臓」といわれるゆえんです．

　すなわち，足をしっかりとさせることは，心臓を休ませることなのです．「心保護」というのが現在の心不全治療のキーワードだといいましたが，運動を行うことは，まさに「心保護」治療を行っていることにほかならないのです．

　ベッド上で寝ていなければいけない心不全の方でも，少しずつ筋トレを行うと，筋肉がしっかりしてきて，心臓を助けてくれるのです．ですから，心不全の人の筋トレ

第2章　病気を知って下さい

は，早くから始めるにこしたことはないのです．

　さらに，「足の丈夫さは息切れの度合いにも関係する」，と心筋梗塞の項に書きました．心不全の主要症状の1つに「息切れ」がありますが，足を鍛えると息切れ感も減ります．

　そして，運動は自律神経を安定させてくれます．前述のごとく，心不全の急性期には交感神経活性が非常に活発になっています．すなわち，心不全の人は24時間闘っている状態なのです．常に闘っている人は寿命が短いというのは直感的にわかると思います．心不全でも，急性期に交感神経が頑張って心臓を強く速く動かしますが，これは長生きまで視野に入れてのことではありません．将来を犠牲にしても，その時を生き抜かなければならない状況にあるから交感神経活性を活発にするのです．図43は有名な図なのですが，交感神経の興奮の度合いが強いほど，寿命が短いことが示されています．

　病院での急性期の治療がうまくいって，交感神経活性が活発である必要がなくなった時期に運動療法を行うと，興奮しすぎた交感神経活性を和らげてくれます．運動選手は脈がゆっくりであることはご存知の方も多いと思います．運動の効果として，交感神経活性が落ち着いて，副交感神経活性が強まるのですが，そうすると脈がゆっく

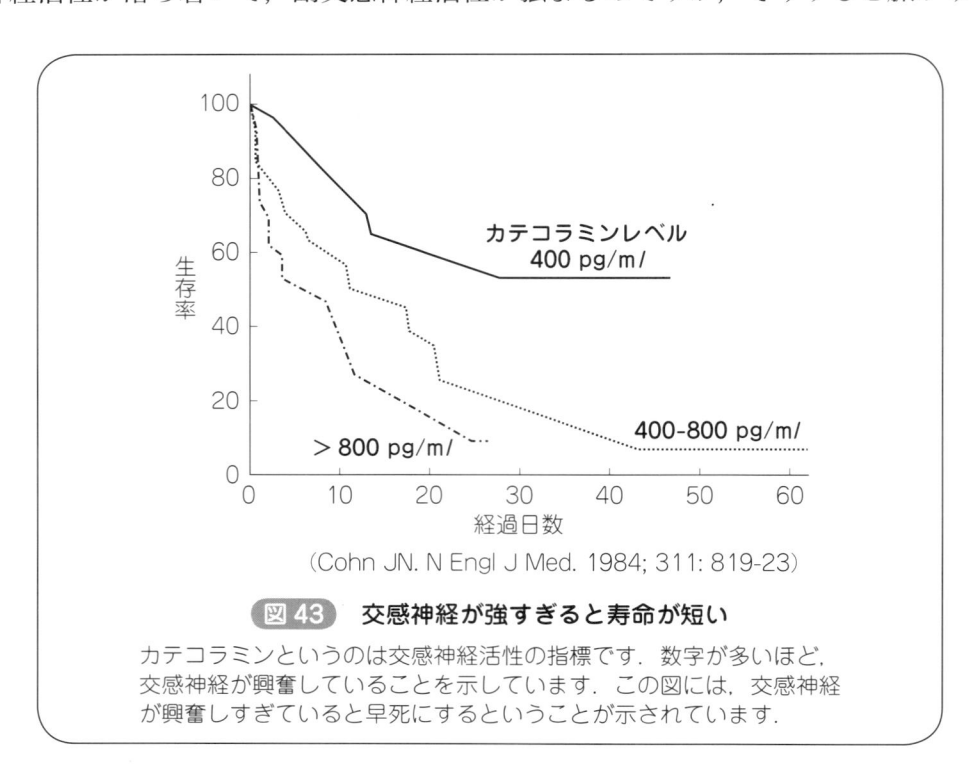

(Cohn JN. N Engl J Med. 1984; 311: 819-23)

図43　交感神経が強すぎると寿命が短い

カテコラミンというのは交感神経活性の指標です．数字が多いほど，交感神経が興奮していることを示しています．この図には，交感神経が興奮しすぎていると早死にするということが示されています．

C. 心不全

りになるのです．運動を始めて数週間でこの効果が現れます．そうすれば，不整脈が減って動悸感が減り，さらに寿命も延びていきます．

　交感神経は不整脈の原因にもなっています．不整脈が1回でも出ると「絶対に運動はダメ！」と言って，飲み薬をどんどん増やしたり，何回も不整脈に対するカテーテル治療を試みる先生がいますが，かえって別の不整脈をまねくだけのこともわりとあるようです．

　そのかわりに，血圧などに注意しながら適度に運動療法を行うと，自律神経が安定して不整脈が起こりにくくなります．アミオダロンという強力な不整脈の薬がありますが，運動はこのお薬よりも強力に不整脈を減らすというデータもあります．また，重症な不整脈をもつ心不全に対して，植え込み型除細動器（ICDといいます）付きの心不全治療ペースメーカー（両心室ペーシング，CRT-Dといいます）を植え込むことがありますが，運動療法を行うとこの装置の作動回数がかなり減少したという報告もあります（図44）．すなわち，不整脈の方が運動療法を行うと大変大きなメリットを得られるということです．でも，やはり，不整脈をもつ方は，最初は病院で運動療法をしたほうがよいと思います．

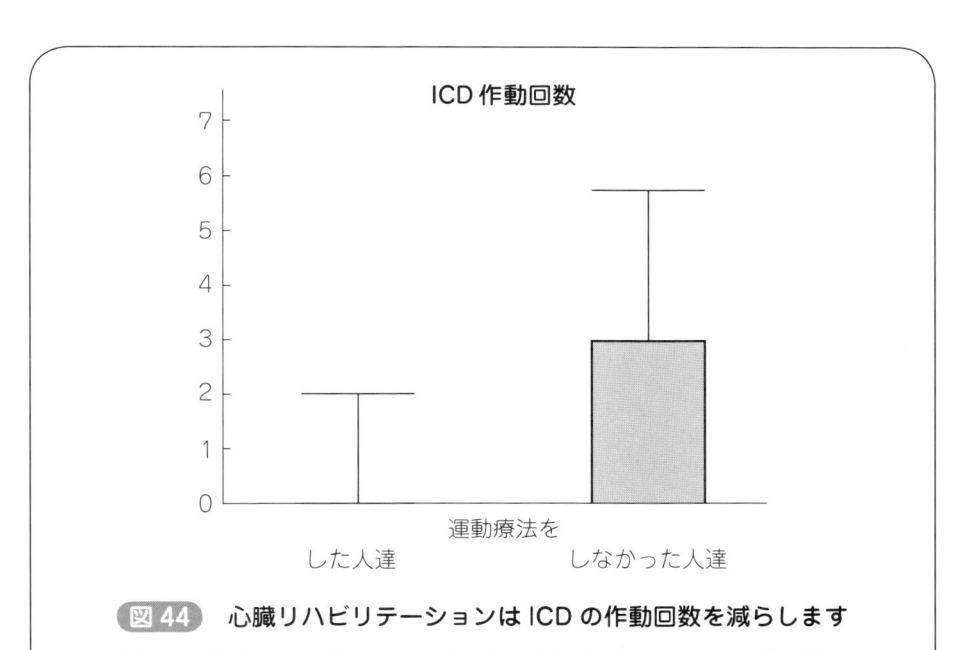

図44　心臓リハビリテーションはICDの作動回数を減らします
心臓リハビリテーションを行うとICDの作動が少なくなることが示されています．（Arch Phys Med Rehabil. 2005; 86: 1924-8 から改変）

第2章　病気を知って下さい

4．具体的にどうやって運動をしたらよいのでしょう

　心不全の場合こそ，実に人それぞれに必要な運動の強さが異なります．また，運動療法は一歩間違えると，心不全を悪くしてしまうのも事実です．でも，そんな心不全の場合でも，基本となる目安は「息切れ感」です．これを目安に，やりすぎないように行えば怖がることはありません．

　繰り返し書きますが，心不全の場合，一番いけないのは「動きすぎ」です．次にいけないのは「動かなすぎ，安静にしすぎ」で，最もよいのは「適度に動く」ことです（図45）．そのために「息切れ感」を目安にするのです．調子がよい日はかなりの運動ができることがあります．でも，その日の夜，心不全が悪くなって救急車で病院にいらっしゃったりします．ですから，心不全の人は，ほんの少しの「息切れ感」の変化に敏感になって下さい．そして，息切れ感がいつもより強い状態を10分以上は決して行わないようにして下さい．

　それでは，どのように運動をすればよいでしょうか．まず，筋肉をしっかりとさせ

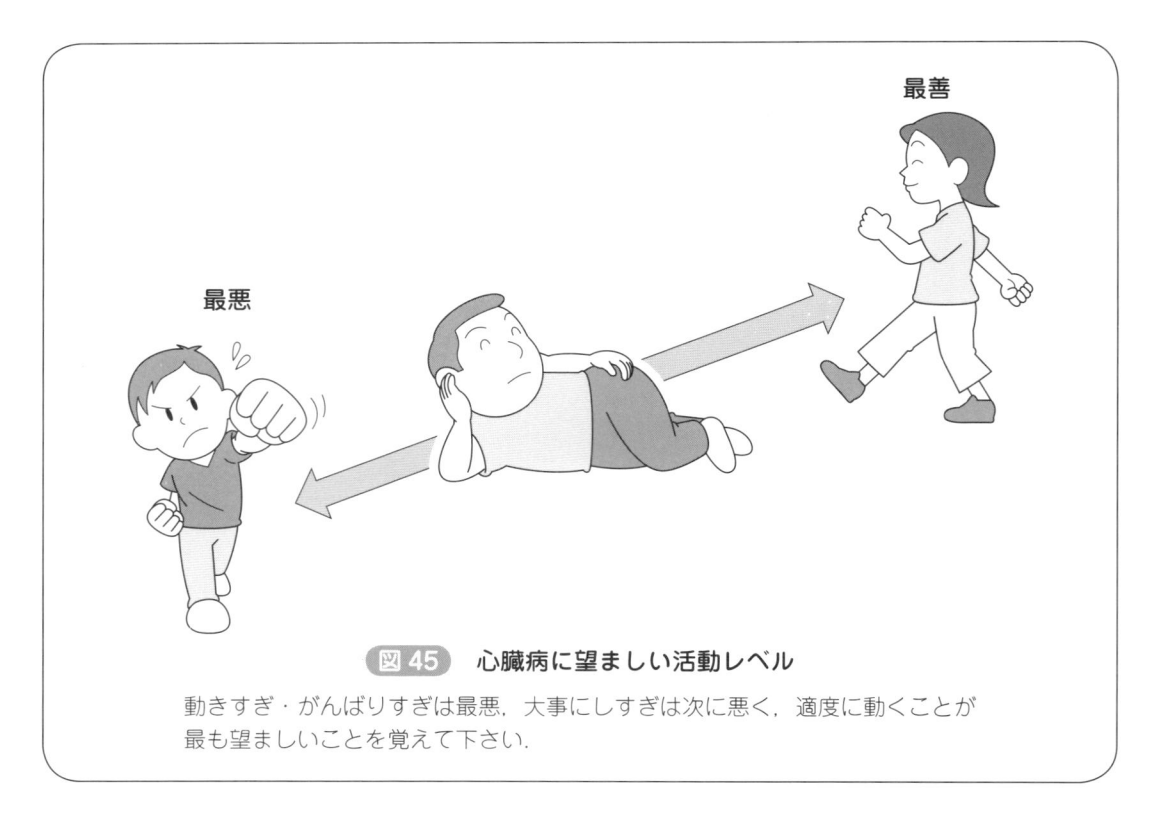

図45　心臓病に望ましい活動レベル

動きすぎ・がんばりすぎは最悪．大事にしすぎは次に悪く，適度に動くことが最も望ましいことを覚えて下さい．

C. 心不全

ましょう．筋トレです．

　退院したばかりとか，体力がないと思う方は，机や窓枠に手をおいて爪先立ちを10回しましょう．ふくらはぎが伸びたり縮んだりする感覚を意識しながらゆっくりと行ってください．伸び上がるのに2秒，戻るのに2秒くらいかけると効果が上がります．これを1度に10回くらい，1日に数回繰り返して下さい．1時間おき位に行うと効果抜群です．ただし，前回の運動の疲れが残っているときは行わないようにしましょう．

　椅子やベッドに座って片足ずつ上げ下げする運動も行いましょう．やはり，上げるのに2秒かけて，下げるのに3秒かけて，少し休むペースで，片足10回ずつ，1日に何回も行いましょう．

　ゴムチューブを使う運動もお勧めです．布団に寝転びながら足の裏にゴムチューブを引っ掛けて，ゆっくりと蹴る運動です．これも1回5秒くらいかけてゆっくりと，各足10回位ずつ行います．少し息が切れる程度で行ってください．寝転びながら行って息切れがすぐにくる方は，椅子に座りながら行って下さい．これを，やはり，1日に数回行います．1週間続けると，息切れが減っているのに気づくと思います．2週間続けると，手足が少し暖かくなってくるでしょう．自律神経や血管は1〜2週間でよくなり始めるのです．

　心不全の安定している方は，もう少し大きく筋肉を動かしましょう．時間のある時はジムに行ってマシンを使うことも可能です．10種類くらいの種目を10回くらいずつ行って下さい．

　自宅で，水を入れたペットボトルなどを利用して，少し重いものを動かす動作を繰り返すのも運動になります．少しつらいかなという強さの動作をして下さい．そして，鍛えようとする部分に感覚を集中させて下さい．たとえば，ふくらはぎを鍛えて心臓をよくするんだという気持ちで，ふくらはぎが緊張するのを意識しながら体を動かして下さい．効果が違います．

　足がしっかりしてきたら，有酸素運動を行いましょう．有酸素運動は連続して歩いたり自転車をこいだりする運動のことです．歩く速さは人それぞれです．ふつうの人は，時速6km位まで有酸素運動ですが，心不全の人の場合は，時速2kmで有酸素運動レベルを超えてしまう人もいます．両心室ペースメーカを植え込んでいたり，バチスタ手術に僧帽弁形成術を組み合わせた心臓手術を受けた人は，時速2km位の速度で始めるとちょうどよいようです．

第2章 病気を知って下さい

　最初の日は5分か10分くらいで運動はやめておいて，2週間くらいかけて30分間歩けるようになればよいと思います．

　心不全の人は，寝不足になったり，ラーメンを食べたりするだけで，体調が大きく変化します．息切れ感を目安にして，その日の態様に応じた運動を行いましょう．

D. 心臓手術後

1. 心臓手術はどういう人にするのでしょうか

　この章では，成人の心臓手術に関するお話をします．成人の心臓手術で最も多いものは，冠動脈バイパス術と弁置換術・形成術です．そのほか，中隔欠損の閉鎖術や左室形成術（いわゆるバチスタ手術の類の手術）など諸々の手術があります．緊急手術を除いて，心臓病をずっともっていて，時機をみて手術を行うというものでしょう．

　時機をみてと書きましたが，心臓弁膜症の場合には，どの程度，病気が進んだら手術をしたほうがよいのか，医者でも悩む問題です．技術が発達したとはいえ，心臓手術の危険性は0％ではありませんから，日常活動で動悸・息切れ，疲れやすさなどの心不全症状がかなり出現してきてから手術を行うということが多いようです．

　ただし，「僧帽弁形成術」は違います．これは，ある程度以上の僧帽弁逆流がみつかりしだい，なるべく速やかに手術をするように勧められます．そのほうが手術成績もよく，術後の回復が良好だからです．

2. 心臓手術後の特別な点

　心臓弁膜症の手術は，僧帽弁形成術を除いて，心不全症状がかなりはっきりと出現してから手術をするといいました．

　ということは，手術で弁膜症が治った後でも「心不全」が残っている状態だと考えられます．つまり，弁膜症手術後の方は，心不全の方と同様の運動療法を行わないと，「心臓は治ったけど元気になれない」という状態になってしまいます．ですから，弁膜症術後の方は，積極的に運動療法を行ったほうがよいのです．

　一方，冠動脈バイパス術後は，狭心症は残りません．心不全状態でもないので，手術が終われば体力的には何の問題もないように思えます．しかし，狭心症・心筋梗塞には，常に「再発」という問題がつきまといます．つまり，手術が成功して狭心症の症状がとれても，それは一時的なもので，タバコをやめなかったり，血糖値をコント

第2章　病気を知って下さい

ロールしなかったり，運動習慣を身につけなければ，かなりの確率で狭心症は再発します．あるいは，心筋梗塞になってしまいます．ですから，冠動脈バイパス術が成功した方も，食事に気をつけるとともに積極的な運動習慣の獲得が望まれます．

また，心臓手術の術後は胸の真ん中の骨（胸骨といいます）を切ることが多く，最大の特徴です．この手術の直後に体をひねったりすると骨がくっつかなくなって，大変な思いをすることになります．そのため，術後3カ月間は運転を控えて下さいといわれたりします．運動療法も同じです．最初の2〜3カ月間は体をひねったり，腕を上に伸ばすような運動は避けるべきです．この期間は下半身を鍛える時期と思って，足のトレーニングを積んで下さい．

ゴルフのフルスウィングは術後9カ月くらいは禁止されていますが，9カ月間足腰を鍛えておくと，復帰後，最初のショットで手術前よりも30ヤード飛距離が伸びたという人もいます．重心が安定して軸がしっかりしたことが原因と思われます．

3．術後に運動療法を行うことの効果

心臓弁膜症術後の方にとっては，運動療法は骨格筋をしっかりとさせたり，異常な自律神経活性を改善させる効果があります．心臓の手術をしただけだと，胸の傷が痛かったり，周りの人から大事にされすぎるために体を動かさなくなり，かえって体が弱ったりする場合があります．運動を数カ月間行えば，体全体が元気になって，「本当に手術をしてよかった」という気持ちになります．また，運動習慣がついて2年くらい経てば，だれも心臓手術をしたなんて信じてもらえないくらい元気になります．

バイパス術後の方は，自覚症状に関してのメリットは感じにくいかもしれません．でも，数年たった後，安静を守っていたほかの人に比べて，胸の症状がはるかに少ないことに気づくと思います．

4．運動の仕方

冠動脈バイパス術は狭心症の項，弁置換術は心不全の項を参考にして下さい．それらの病気との違いは，胸の骨のことですので，しばらくは両手の激しい動きは行わないようにすれば大丈夫です．

第3章 具体的な運動の仕方，復習

1．運動の順番

実際に運動するとき，どういう順番に行えばよいのでしょう．

狭心症と軽い心筋梗塞の方，あるいはまだ心臓病ではなくてこれからもなりたくない方は，最初からいろいろな運動療法を組み合わせて行ってかまいません．順番は以下のようにしてはどうでしょうか．

> ① ウォームアップ
> ② レジスタンストレーニング
> ③ 有酸素運動
> ④ クールダウン

レジスタンストレーニングをじっくりと行うと，基礎代謝が上がり，脂肪を分解するホルモンの活性も上がるので，その後に有酸素運動を行うと，脂肪分解を進めることができるといわれています．太めの狭心症の方にお勧めです．

入院が1週間以上に長引いた心筋梗塞の方や心不全の方，心臓弁膜症術後の方は，

> ① 寝ながらゴムチューブを押したり，つま先立ちなどのレジスタンストレーニングのみを2週間（1回，1回をじっくりとゆっくりと）．
> ② ふくらはぎのプヨプヨ感が少ししっかりしてきたなと感じたら時速2kmくらいのゆっくりとした散歩5分間を7日間追加．
> ③ その後，10分間連続歩行，7日間．
> ④ その後，ウォームアップとクールダウンをゆっくりとしたペースで加え，ウォーキングと抵抗運動を30分間くらいずつ加える（ウォームアップ，クールダウンは付録を参照して下さい）．
> ⑤ さらにしっかりしてきたら，他の人と同じペースで．

第3章　具体的な運動のしかた，復習

　ウォームアップとクールダウンは付録を参考にして行って下さい．

　ウォームアップは体を暖めて，けがを予防するために必要です．クールダウンは高ぶった交感神経を落ち着かせ，運動終了後の心臓病悪化を防ぐために必要です．しっかりとした運動療法ができるようになったら必ず取り入れて下さい．

　運動療法は，足首・膝・腰・肩などを痛めないように気をつけながら，最低，週3回行うと効果的です．毎日行ってもかまいません．

　1回の運動時間は30〜60分間できれば最高です．時間を作ることのできる人が健康になるようです．まとめて時間をとれない人は，家事や仕事をしながらの運動や，細切れの運動でも仕方ありません．ゼロよりははるかに効果があります．

2. 有酸素運動

　「有酸素運動」は「エアロビクス」を訳したものです．テレビで流れるエアロビクスというと，ニコニコしながらも妙に激しい運動を行っています．あれは，本来の「エアロビクス」ではなく競技ですので，参考にしないで下さい．

　心疾患患者に用いる有酸素運動は，酸素をうまく利用するレベルの運動です．酸素をうまく利用するレベルの運動は，あまりドキドキするレベルではありません．ですから，「やったぞ」という達成感はありません．でも，安全で確実な効果がありますので，ぜひこのレベルの運動をして下さい．

　有酸素運動のレベルは，心肺運動負荷試験（図46）という検査を行うと決めることができます．でも，この検査をしなくてもだいたいのレベルを決めることができます．それが，ずっとお話をしていた「息切れ感」です．有酸素運動レベルを超えると，多くの場合，息切れ感が強くなり始めます．ですから，少し息がはずむけれども，お話ができるくらいの強さで運動をすれば間違いありません．

　種目は，ウォーキング，自転車，水中歩行など，連続して体を動かす運動なら何でもかまいません．どこで運動しても大丈夫です．ただ，25度以上の暑すぎるところで運動をする場合には，水分を適切に飲んで熱中症にならないように気をつけて下さい．

　ウォーキングの場合，平地と昇り坂とでは，歩く速度が大きく変わります．第1章を参照して下さい．

第3章 具体的な運動のしかた，復習

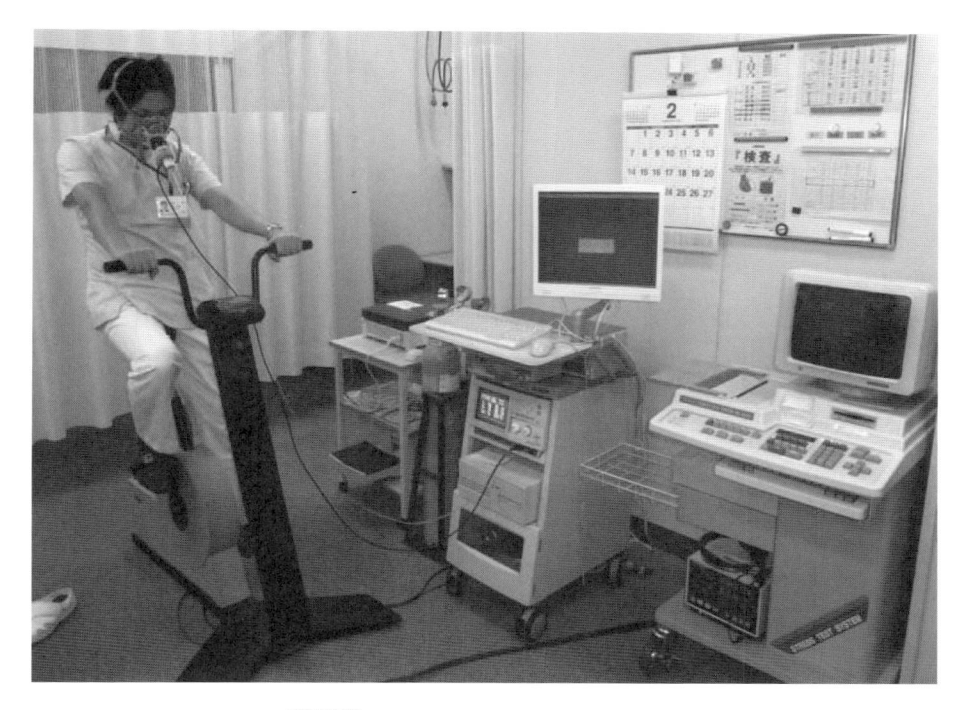

図46 心肺運動負荷試験（CPX）
運動中の心臓の働きや体全体の活動レベルなどをみることができるため，心臓病の重症度を評価できるとともに，安全で適切な「運動処方」を作成することができます．

3．レジスタンストレーニング

　レジスタンストレーニングは少し重いかなと感じる重さを用いて下さい．10種類くらいの筋肉を順番に行うと効果的です．決して，無理はせず，息張らず，弾みをつけないで下さい．

　レジスタンストレーニングは手も足も行って下さい．

　心不全の方がぜひ行ってほしいのは，「つま先立ち運動」と「もも上げ運動」です．この2つは足のポンプ機能を強くして心臓を休めるための運動です．この運動を継続すれば，むくみや息切れがひどくなったり，不整脈が出て入院することが少なくなります．そう考えながら運動をして下さい．必ず効果が出ます．

　手の運動も必ず行って下さい．手の筋肉が少なくなっていると，少しの動作で脈や血圧が上がりやすくなります．また，息切れも出やすくなります．この部分の筋トレは，日常活動中の血圧上昇，動悸，息切れを少なくして，料理をしたり洗濯物を干す

第3章　具体的な運動のしかた，復習

ことが楽になります．腕立て伏せとかではなく，適度な重さの物を上げ下げする運動などを，腰に気をつけながら行って下さい．

4. 暑い日

　日本の夏は暑いです．運動をしたくても，熱射病になりそうで危ないほどです．それでも運動をしたほうがよいのでしょうか．

　暑い日差しの下では，運動はしないで下さい．そういう環境でできるのは，動脈硬化の進んでいない高校球児のような若い人たちだけです．心臓病の人は，気温が25度を超えたら，屋外での運動は控えましょう．汗をかきすぎて脱水になると，血栓ができやすくなります．また，ナトリウムなどの電解質が失われて，体内の水分量の調節が難しくなります．どのくらい電解質を補充してよいかも難しい問題です．水分と一緒に失われた塩分も摂らなければならないのですが，摂りすぎると心不全の方はむくんでしまいます．一方，汗をかいたままで，塩分を摂らないと，ひどい場合には熱中症になって，意識が薄れてけいれんを起こしたりします．水分の摂取は，味噌汁なども入れた基礎量として1日2Lくらいは飲み，汗をずいぶんかいたときにはスポーツ飲料を水で半分に割って500mLくらい飲んで下さい．塩分を摂らずに，水分のみなら余計な水分はおしっこから出ます．塩分摂取量が多すぎるからむくむのです．

　そして，**心不全の人は，毎日体重を量って下さい**．体重が増えてきたら，汗をかいた以上にスポーツ飲料を飲みすぎたものと考え，翌日は，少し安静にして，しっかりと減塩をして下さい．

　あまりにも暑い日は，屋内で動ける場所を探して下さい．屋内での運動施設でもいいですし，ショッピングモールなどを歩く人もいます（ただで歩くと悪いので，たまには何か買ってくださいね）．自宅でリズミカルな抵抗運動を行うだけでも効果はあります．温度管理のできている場所での運動継続，これを実行して下さい．

　ところで，早朝なら夏でも少し涼しくなります．このような時間帯の運動はどうでしょう．糖尿病の薬を使っている人は，朝食前は低血糖の危険があるため要注意です．この時間しか運動ができない方は，ブドウ糖をもって運動に出て下さい．

　また，朝4〜6時台は，血液が固まりやすい時間帯です．この時間帯に，水分も摂らずに1時間も歩き続けることは避けて下さい．

　一方，中性脂肪が高い人にとっては，空腹時の運動は効果があります．この時間帯

の運動は，筋肉や肝臓にたまった中性脂肪をエネルギー源として利用します．その結果，中性脂肪の値が低下してくるのです．糖尿病の薬を使っていない人で，中性脂肪が高い人は，早朝でも全然かまいません．

5．ウォームアップ・クールダウン（ストレッチ）の仕方

　ウォームアップ・クールダウンの仕方は，付録の絵をみながらゆっくりと行って下さい．

第4章 群馬県立心臓血管センターの宣伝です

　以上，長々と書いてきましたが，心臓病の方が安静にしていなければならない時代は終わっています．

　この本を読めば，もう自分で運動ができるかと思いますが，もし，病院で運動をしたい場合には，心臓病の治療方針に運動療法が入っている当院のような病院をぜひ選んで下さい．

　群馬県立心臓血管センターは，通院してできるタイプの運動療法プログラムを用意しております．飲み薬はいつもの先生にかかって，運動あるいは心臓リハビリテーションだけを，うちの病院で行いたいという方も歓迎しています．もちろん，狭心症・心筋梗塞に対するカテーテル治療，不整脈に対するカテーテル治療，心臓手術，どれをとってもかなりの水準だと自負しています．でも，「心臓リハビリテーション」という食事・運動療法に関する分野も頑張っています．心臓病になった方，心臓病になりたくない方のために心臓リハビリテーション外来というものを開いておりますので，そちらにご相談下さい．当院で心臓リハビリテーションを行うと，行わなかった方よりもカテーテル治療の必要性が1/4に減ります（図47）．

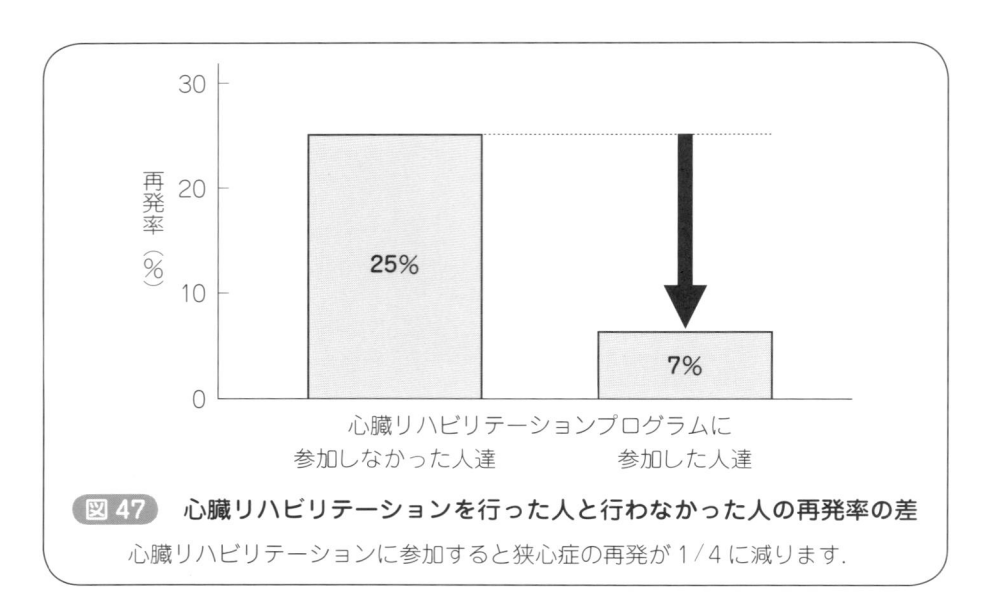

図47 心臓リハビリテーションを行った人と行わなかった人の再発率の差
心臓リハビリテーションに参加すると狭心症の再発が1/4に減ります．

第4章　群馬県立心臓血管センターの宣伝です

　また，心臓病にならないために運動をしたいという方のためにヘルスアップ教室というものを開いております．週1回，3カ月間，運動を中心に医師，看護師などの話を聞いて勉強する日も設けて，心臓病を予防しようという教室です．開始時と終了時に採血をして，効果を判定しています．医師が講評を行いますので，ちょっと専門的な話が聞けます．3カ月間で3万円＋アルファです．よろしかったら，病院の健康運動指導士さんにお電話下さい．

　病院は前橋市の東はずれにあります．電話は027-269-7455．この本を読んで，運動で心臓病を治したくなった方は，電話をかけて心臓リハビリテーション外来の予約をして下さい．毎日，午後2時30分から開いています．お待ちしております．村上と安達が外来を担当しております（図48-51）．

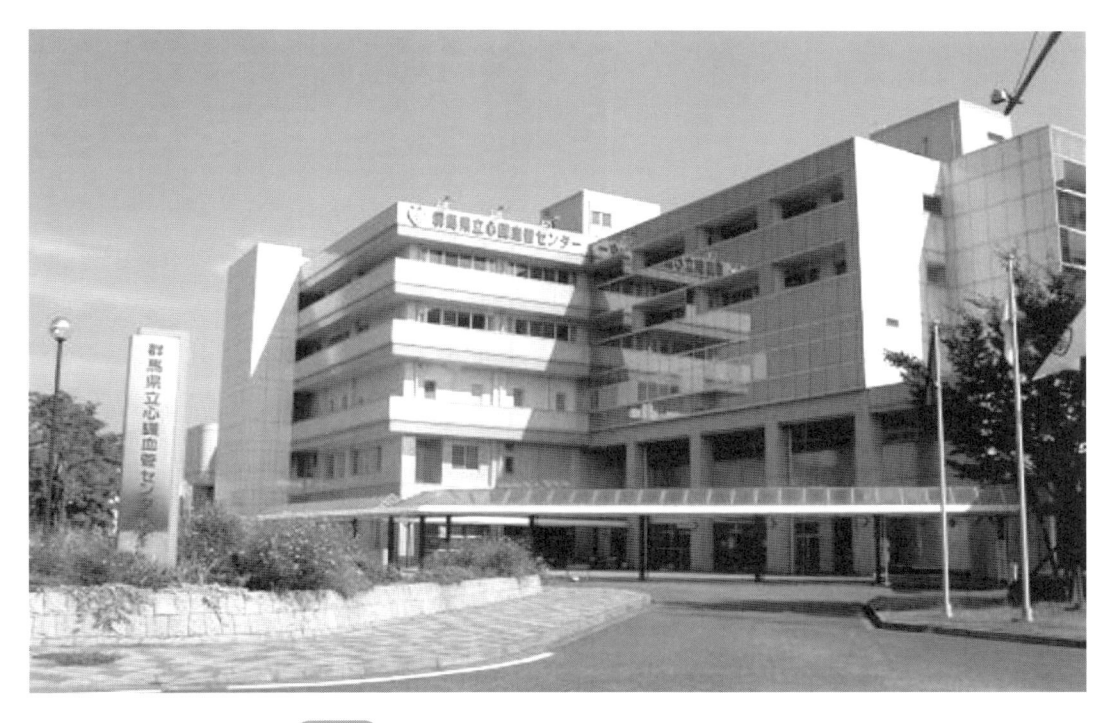

図48　群馬県立心臓血管センターの概観です

第4章　群馬県立心臓血管センターの宣伝です

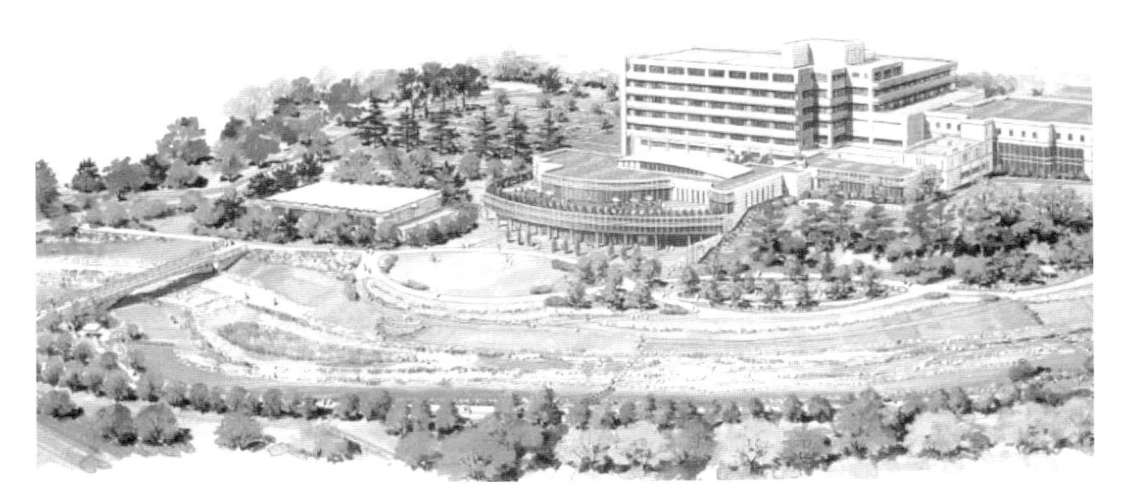

図49　心臓リハビリテーションセンターとリハビリテーションパークのイラストです

真ん中のガラスで覆われた丸い部分が心臓リハビリテーションセンターです．手前の川沿いのコースがリハビリテーションパークです．

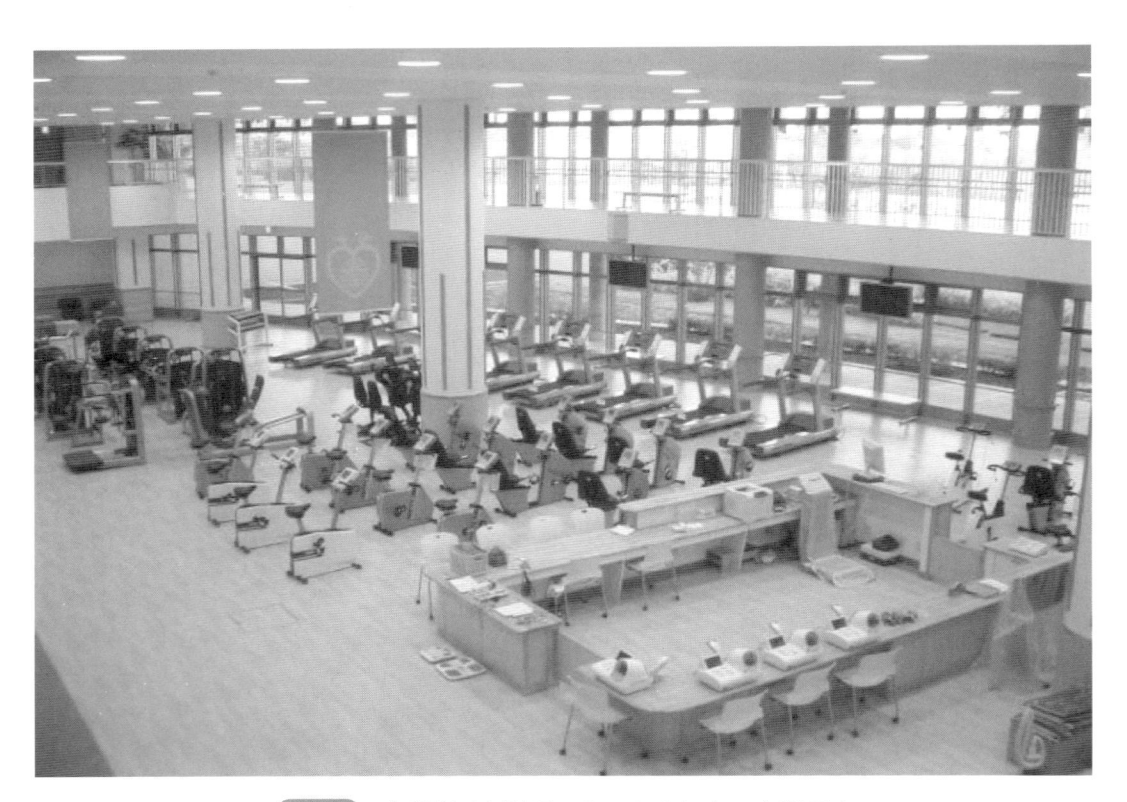

図50　心臓リハビリテーションセンター内部です

有酸素運動，抵抗運動，ウォームアップ，クールダウンが広々とした環境のなかでできるようになっています．写真には写っていませんがエアロビクススタジオもあります．

第4章　群馬県立心臓血管センターの宣伝です

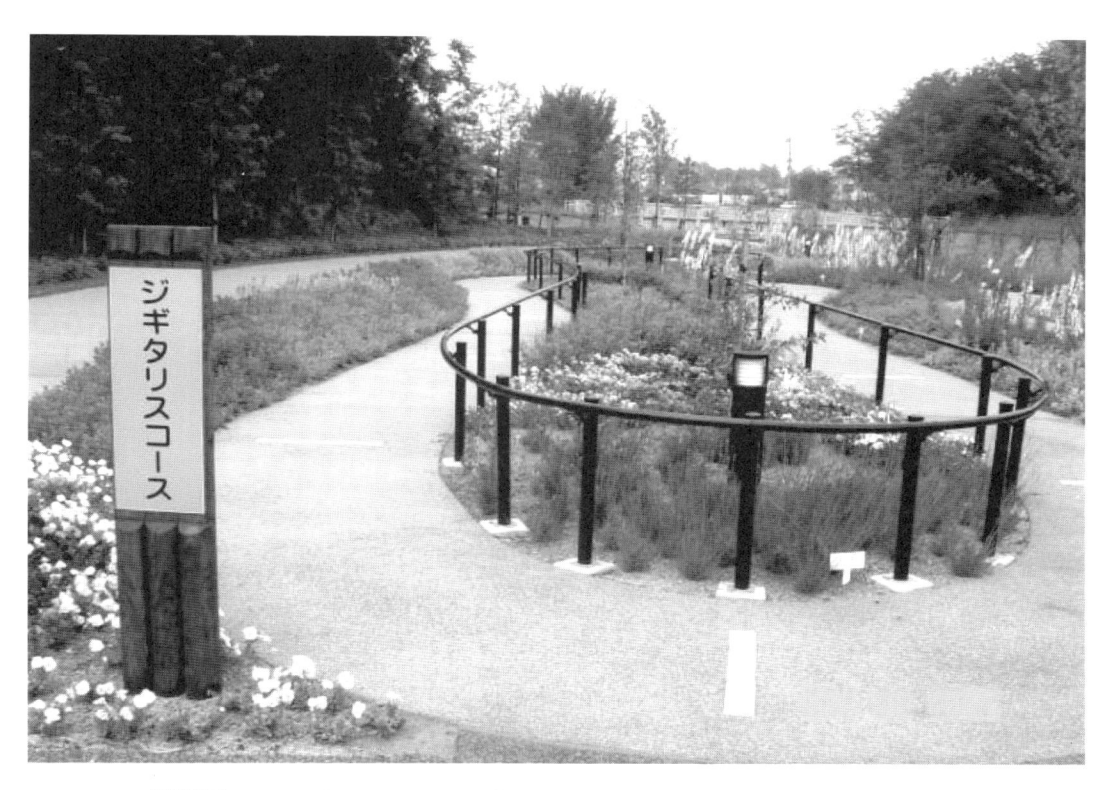

図51　リハビリテーションパークにあるウォーキングコースの一つです

心臓病治療薬の象徴である「ジギタリス」を植えた「ジギタリスコース」というものもあります．

おわりに

　いろいろな施設でカテーテル治療を行ったり手術をした後，せっかく治療がうまくいったのに運動を禁じられてしまったために，全然元気にならない人もいます．また，入院中に不整脈が出たために動くことをすべて禁止されてしまい，1日でいいから家に帰りたい，帰りたいと言いながら死んでいった人もいます．

　このような治療は，現在では誤った治療法だということがこの本を読んでおわかりいただけたと思います．そして，心臓病は実は自分でかなりコントロールできるんだということも感じとっていただけたと思います．

　これを機会に，みなさんが積極的に運動を行って，心臓病治療に役立てていただければ幸いです．

付録
Appendix

1. 運動前のウォームアップ

1. 首のストレッチ …………………………………………… P. 68
2. 肩のストレッチ …………………………………………… P. 69
3. 腕のストレッチ …………………………………………… P. 69
4. 背中から腰のストレッチ ………………………………… P. 70
5. 側腹部・側胸部のストレッチ …………………………… P. 70
6. 胸のストレッチ …………………………………………… P. 71
7. うちもものストレッチ …………………………………… P. 71
8. アキレス腱のストレッチ ………………………………… P. 72
9. ふくらはぎのストレッチ ………………………………… P. 73
10. 足の前面のストレッチ …………………………………… P. 73
11. 足の後面のストレッチ …………………………………… P. 74
12. おしりからももの外側のストレッチ …………………… P. 74
13. ももの前面のストレッチ ………………………………… P. 75
14. 足首のストレッチ ………………………………………… P. 75
15. 深呼吸 ……………………………………………………… P. 76

2. 運動後のクールダウン

1. 足首のストレッチ ………………………………………… P. 77
2. もものうしろのストレッチ ……………………………… P. 77
3. ふくらはぎのストレッチ ………………………………… P. 78
4. ももの内側のストレッチ ………………………………… P. 78
5. わきのストレッチ ………………………………………… P. 79
6. 腰・背中のストレッチ …………………………………… P. 79
7. 腕のストレッチ …………………………………………… P. 80
8. おしりのストレッチ ……………………………………… P. 80
9. ももの前側のストレッチ ………………………………… P. 81
10. 首のストレッチ …………………………………………… P. 81
11. 深呼吸 ……………………………………………………… P. 82

1　運動前のウォームアップ

それぞれの動作は，10秒くらい数えながら行います．

1．首のストレッチ

首を前，左右にゆっくりとたおします．
次に，右から，前，左と首を回しましょう．

❶　❷　❸

⚠️**注意！**
うしろへはそらないようにします．背中は丸めないように．

1. 運動前のウォームアップ

2. 肩のストレッチ

肩を前からうしろへ回しましょう．次にうしろから前へ回しましょう．

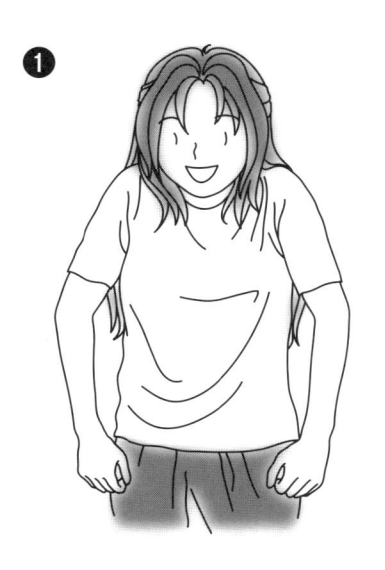

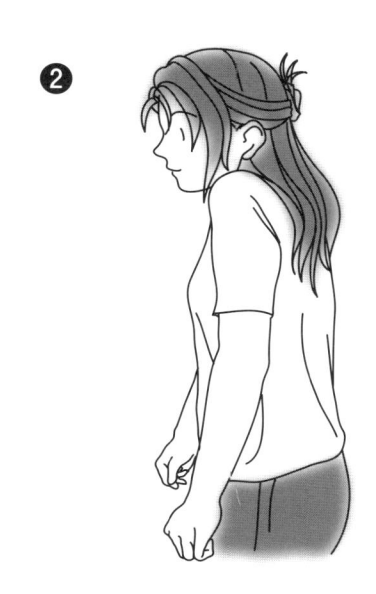

❶　❷

3. 腕のストレッチ

腕の表側を伸ばします．
伸ばしている方の肩が上がらないように．

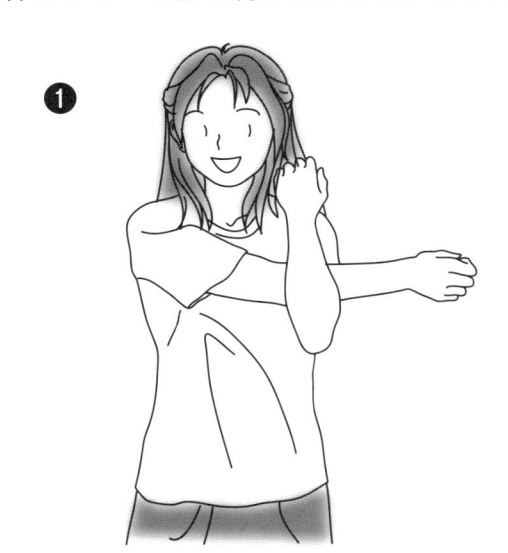

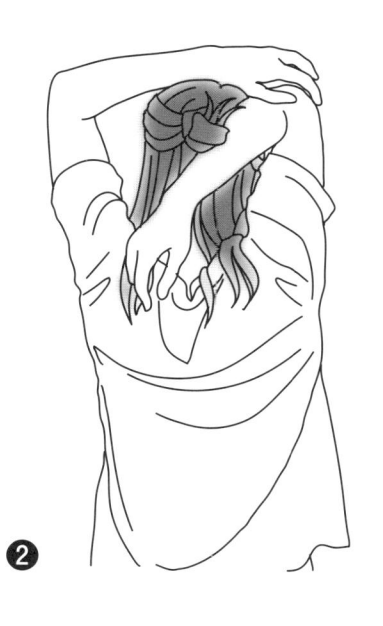

❶

❷

次に，腕の裏側を伸ばします．ひじはなるべく頭のうしろへ．頭が前へたおれないように．

4. 背中から腰のストレッチ

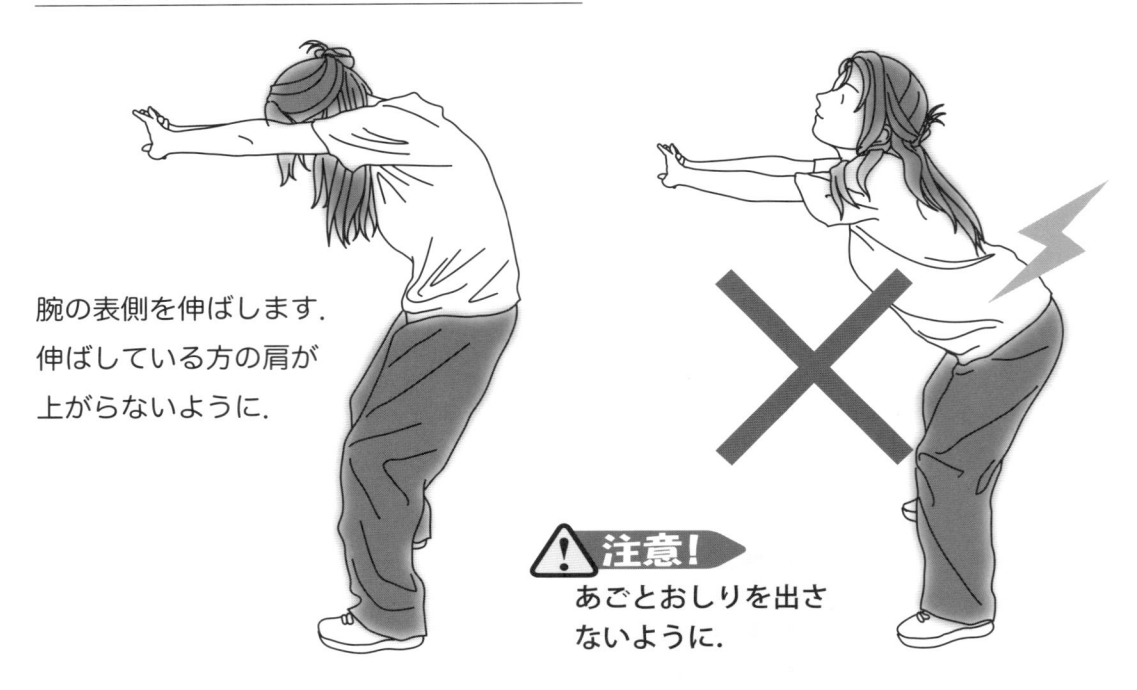

腕の表側を伸ばします．
伸ばしている方の肩が
上がらないように．

⚠️ **注意！**
あごとおしりを出さ
ないように．

5. 側腹部・側胸部のストレッチ

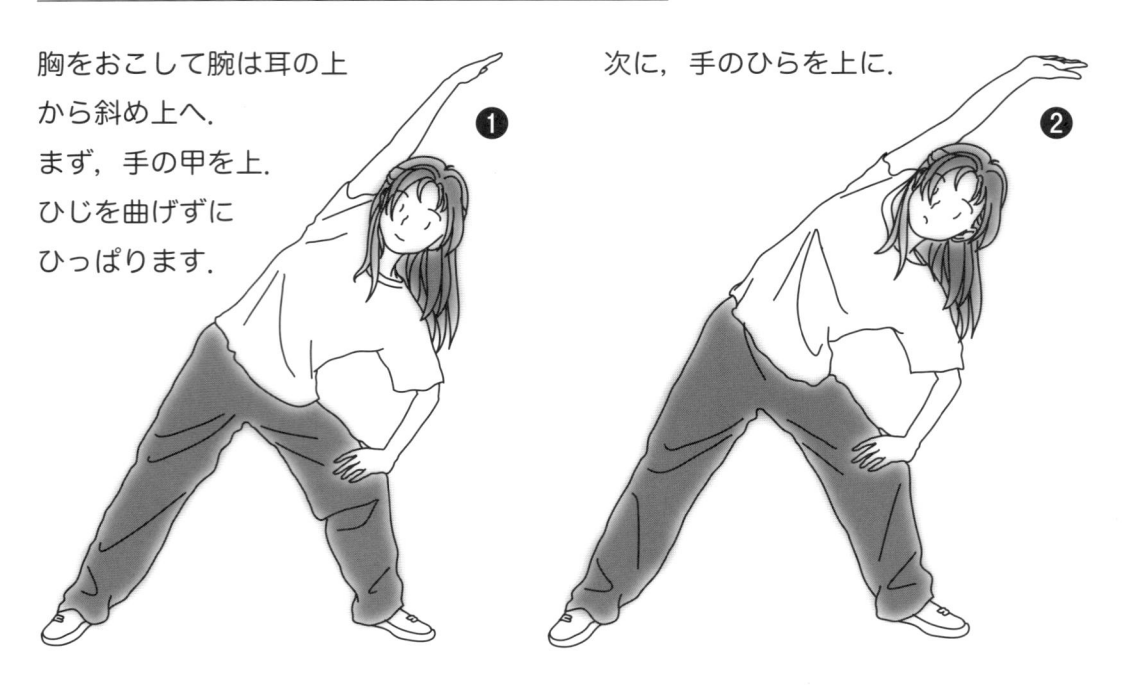

胸をおこして腕は耳の上
から斜め上へ．
まず，手の甲を上．
ひじを曲げずに
ひっぱります．

❶

次に，手のひらを上に．

❷

1. 運動前のウォームアップ

⚠ 注意!
顔は下に向けないように．
手も前へたおさないように．
背中も丸くしないように．

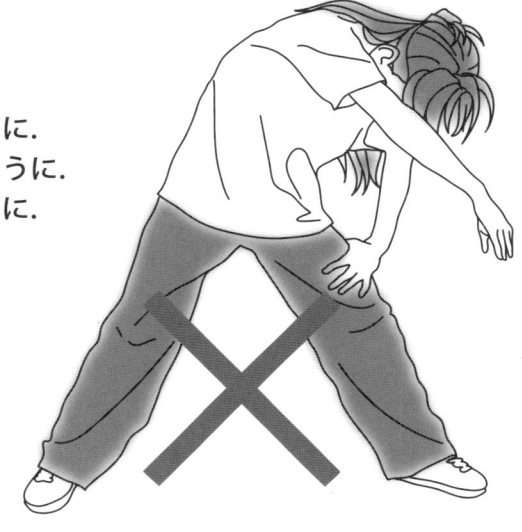

6. 胸のストレッチ

まっすぐ立って，両手をゆっくりと上げてゆきます．

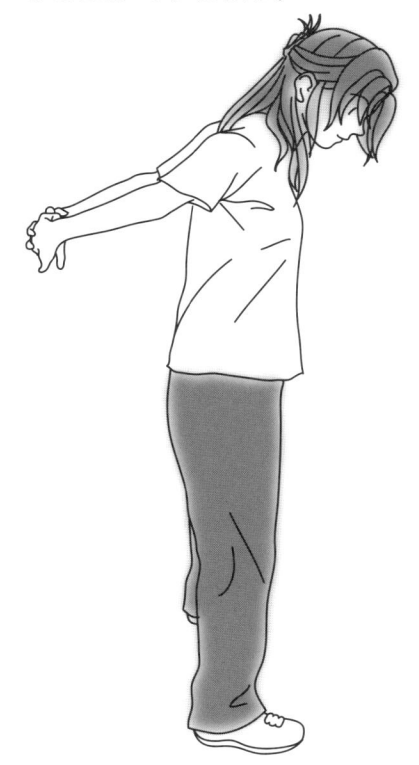

7. うちもものストレッチ

ひざをしっかり開いて肩を入れます．

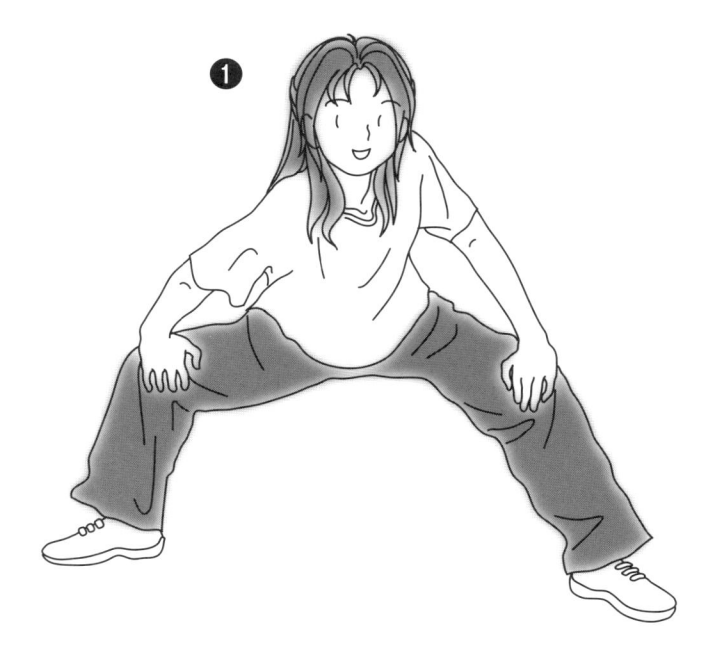

❶

❷

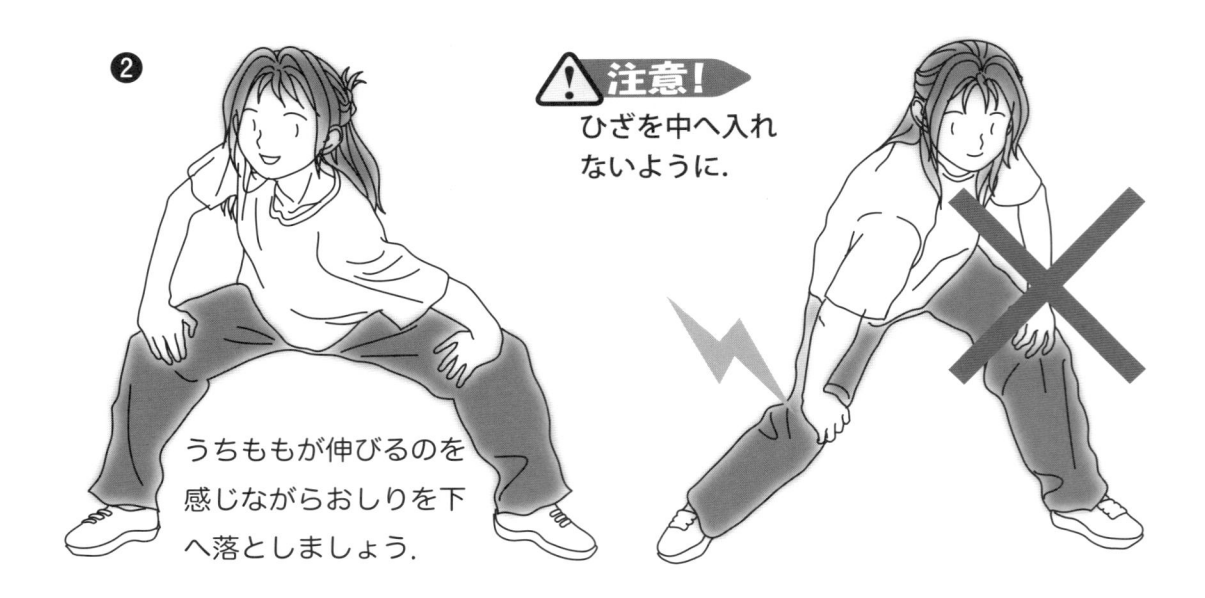

⚠️ **注意!**
ひざを中へ入れないように.

うちももが伸びるのを感じながらおしりを下へ落としましょう.

▓ ここからあとは,椅子の背もたれなどにつかまりながら行います.

8. アキレス腱のストレッチ

まっすぐに立って,一歩左足を出します.
つま先はまっすぐ前へ向けましょう.
おしりをうしろへ突き出さずに,ひざを曲げます.
後ろの足は伸ばしたままです.

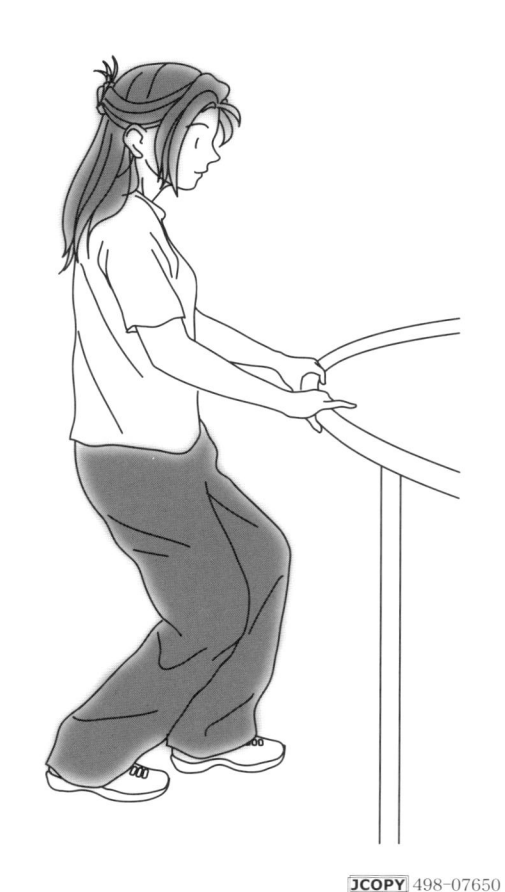

1. 運動前のウォームアップ

9. ふくらはぎのストレッチ

右足をうしろへ大きく出します．
かかとは地面につけて
おきます．
前の足のひざを
曲げましょう．
後ろの足は
伸ばした
ままです．

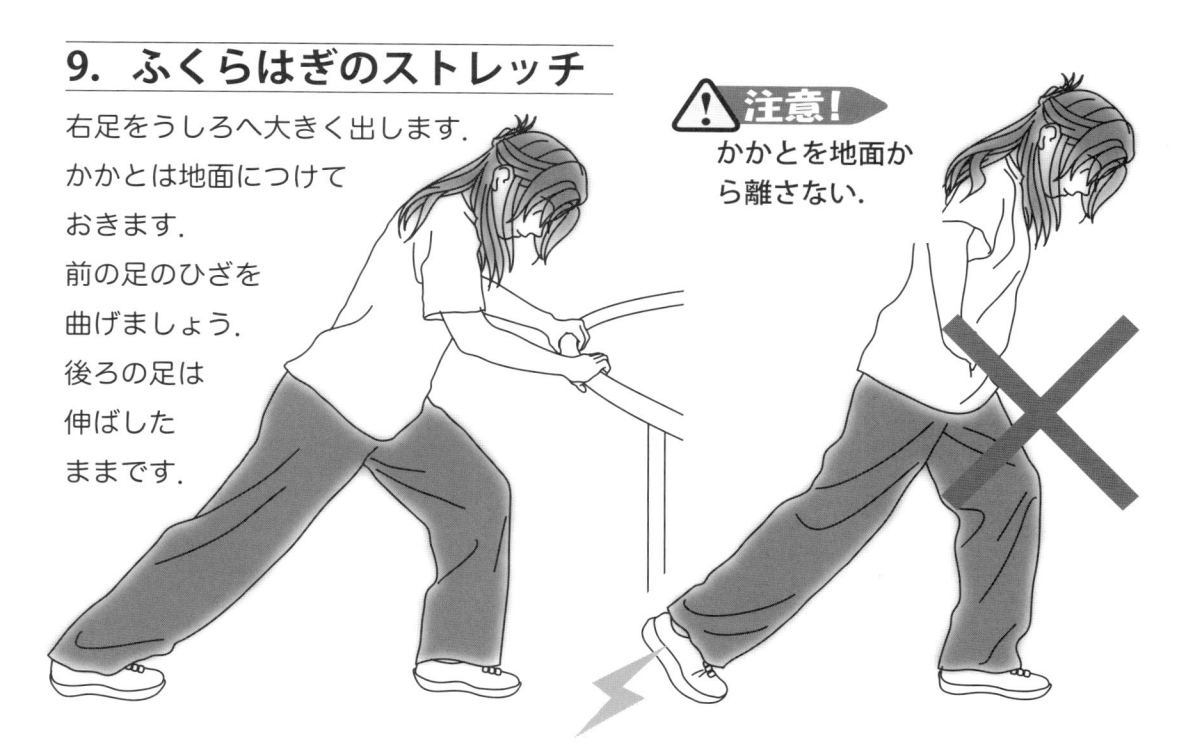

注意！
かかとを地面から離さない．

10. 足の前面のストレッチ

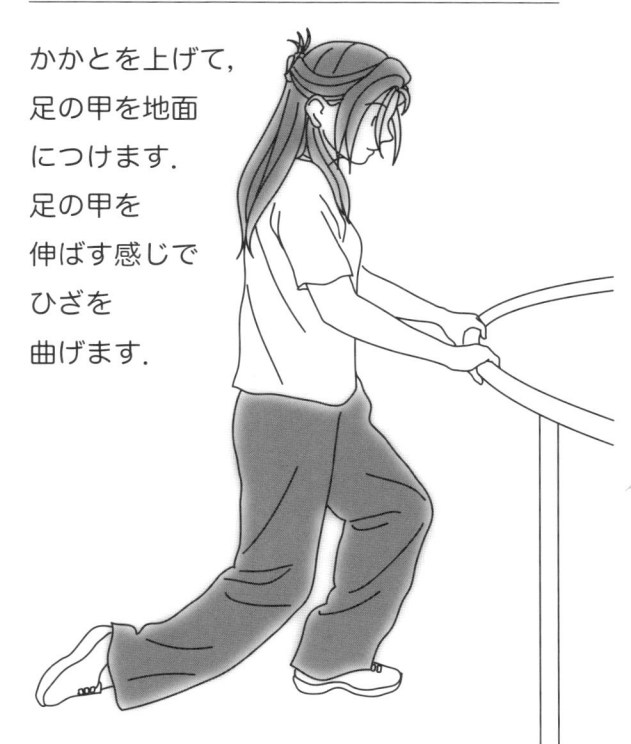

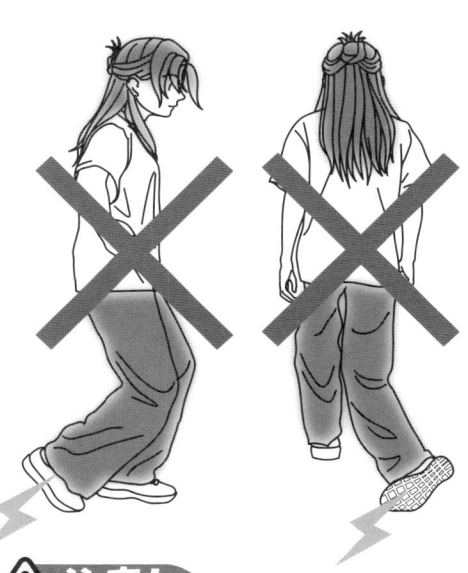

かかとを上げて，
足の甲を地面
につけます．
足の甲を
伸ばす感じで
ひざを
曲げます．

注意！
足の指の裏側を地面につけないように．
かかとを横へ向けないように．

11. 足の後面のストレッチ

つま先を上げて，ひざを伸ばします．
つま先はできるだけ上へ持ち上げましょう．
ひざを伸ばして上体を前へたおします．
おしりはうしろへひっぱります．

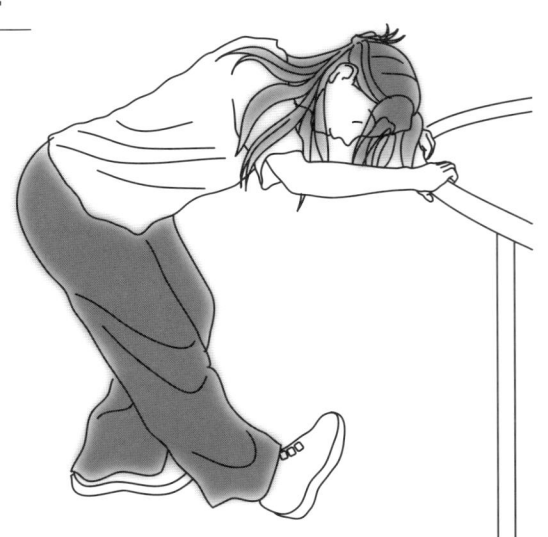

12. おしりからももの外側のストレッチ

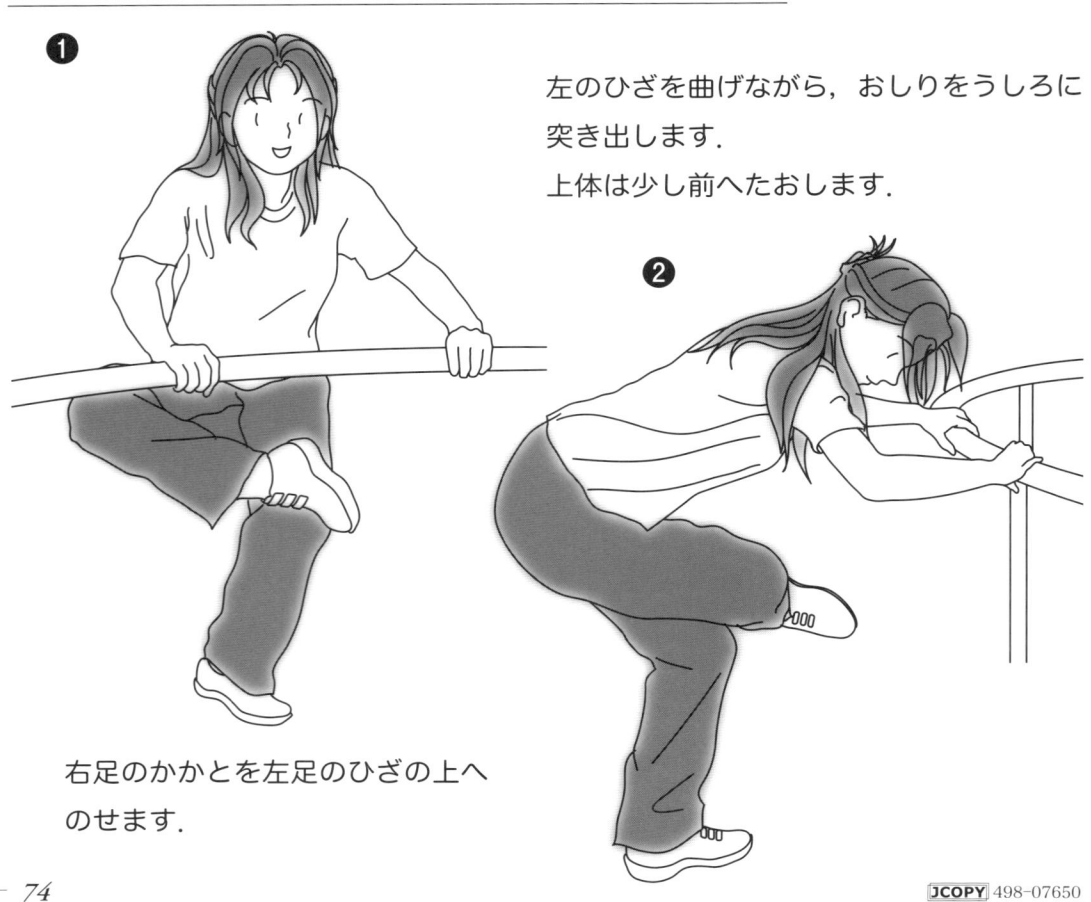

❶

左のひざを曲げながら，おしりをうしろに突き出します．
上体は少し前へたおします．

❷

右足のかかとを左足のひざの上へのせます．

1. 運動前のウォームアップ

13. ももの前面のストレッチ

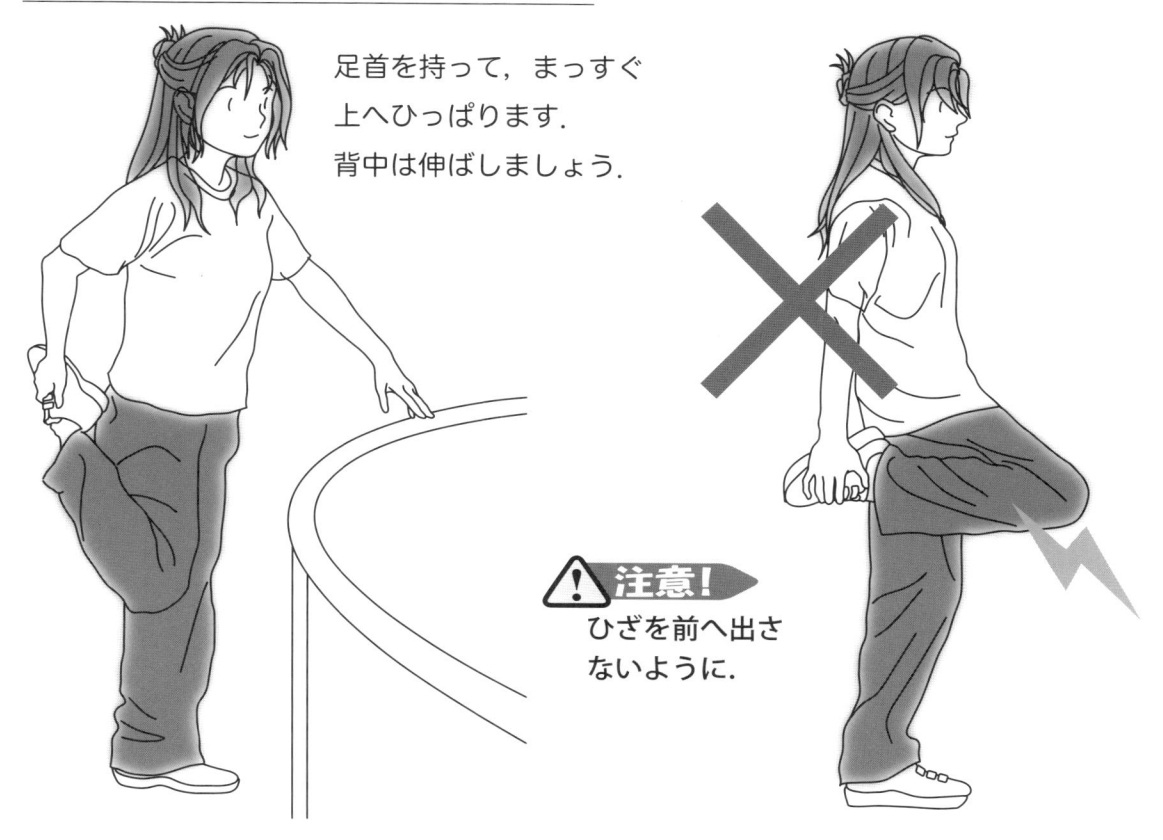

足首を持って，まっすぐ上へひっぱります．
背中は伸ばしましょう．

⚠️ 注意！
ひざを前へ出さないように．

14. 足首のストレッチ

地面につま先をつけて，足首の力を抜いてゆっくり回します．
右回しと左回しと両方します．

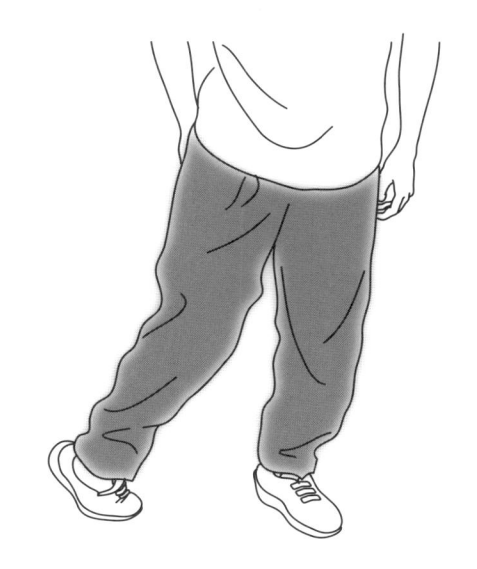

15. 深呼吸

手を上に上げながら，鼻から大きく吸います．
次に，手をおろしながら，口から息をはきます．

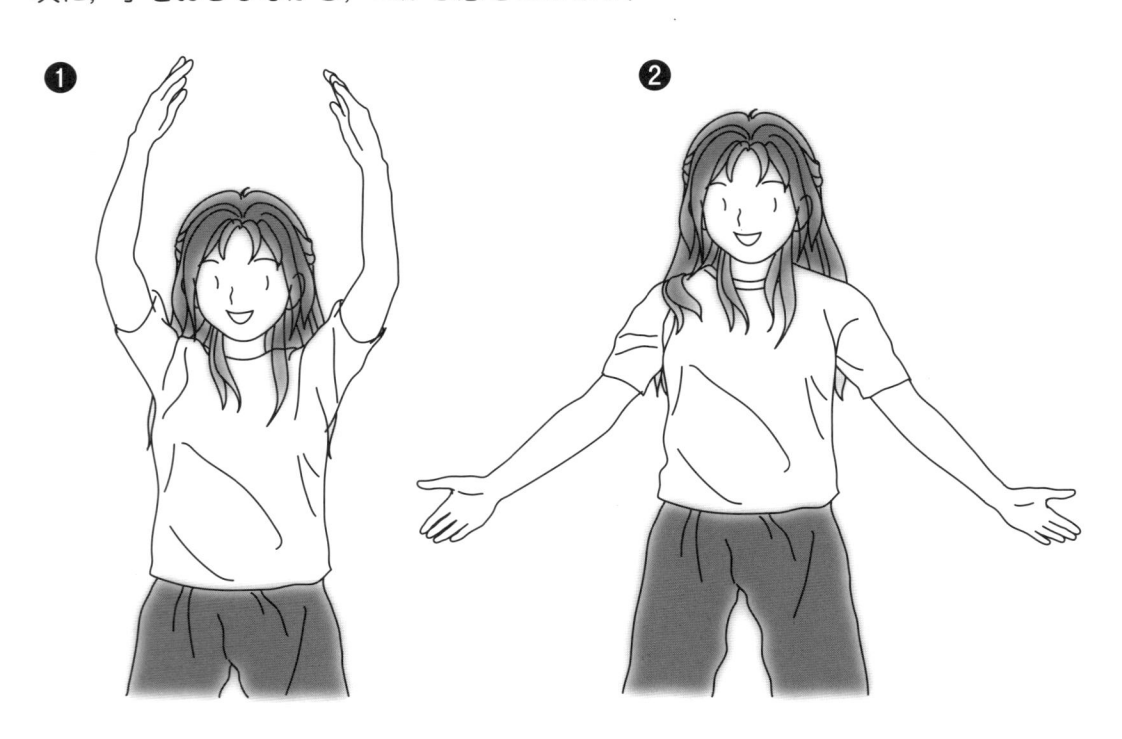

❶　　　　　　　　❷

☆それでは，運動を始めましょう．

2. 運動後のクールダウン

それぞれの動作は，10秒くらい数えながら行います．

1. 足首のストレッチ

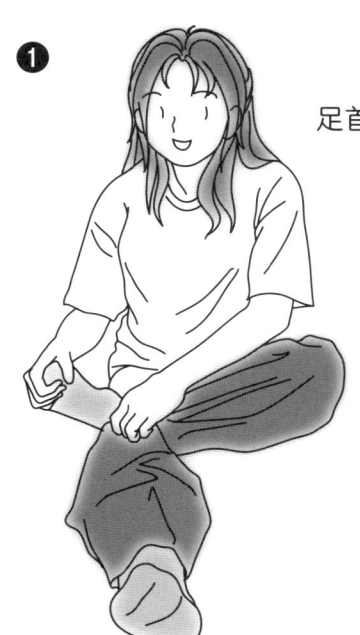

❶

足首をゆっくりと回しましょう．

❷

2. もものうしろのストレッチ

⚠ **注意！**
ひざを曲げないように．

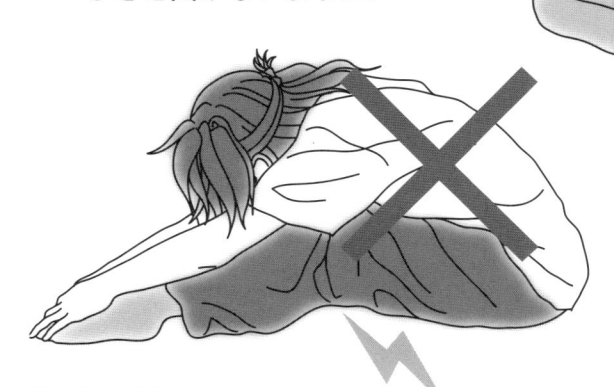

両足を前へ伸ばし，つま先も前へ伸ばします．
上体を少しずつ前へたおしましょう．

3. ふくらはぎのストレッチ

両足を前へ伸ばし，足首を曲げてつま先をそらせましょう．
上体を少しずつ前へたおしましょう．

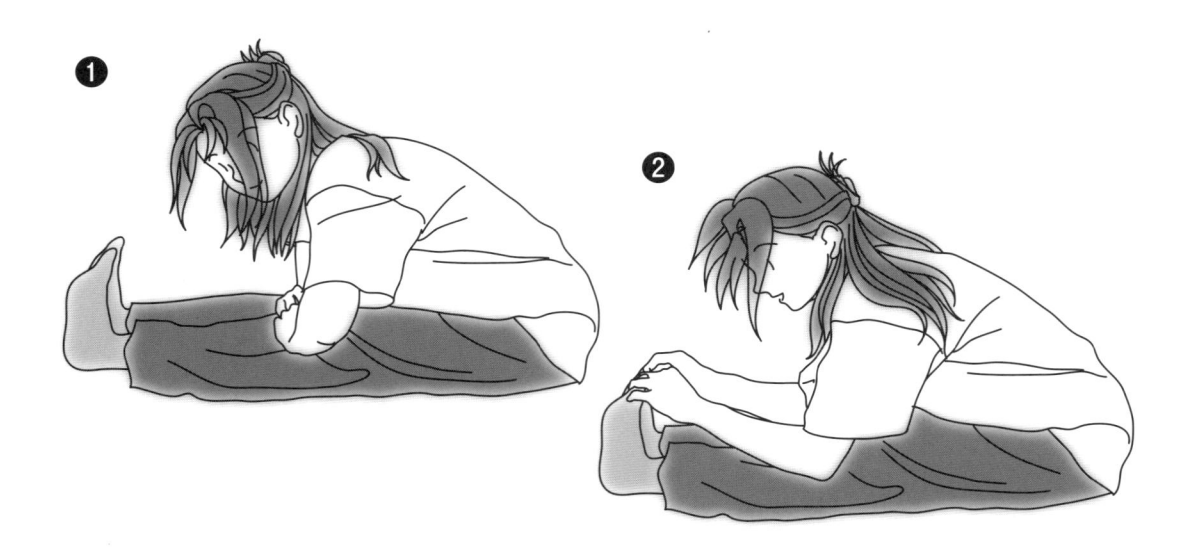

❶　　　　　　❷

4. ももの内側のストレッチ

ひざを外側に曲げて足の裏と足の裏を合わせます．腕・肩・腰の力を抜いて，上体を前へたおしましょう．

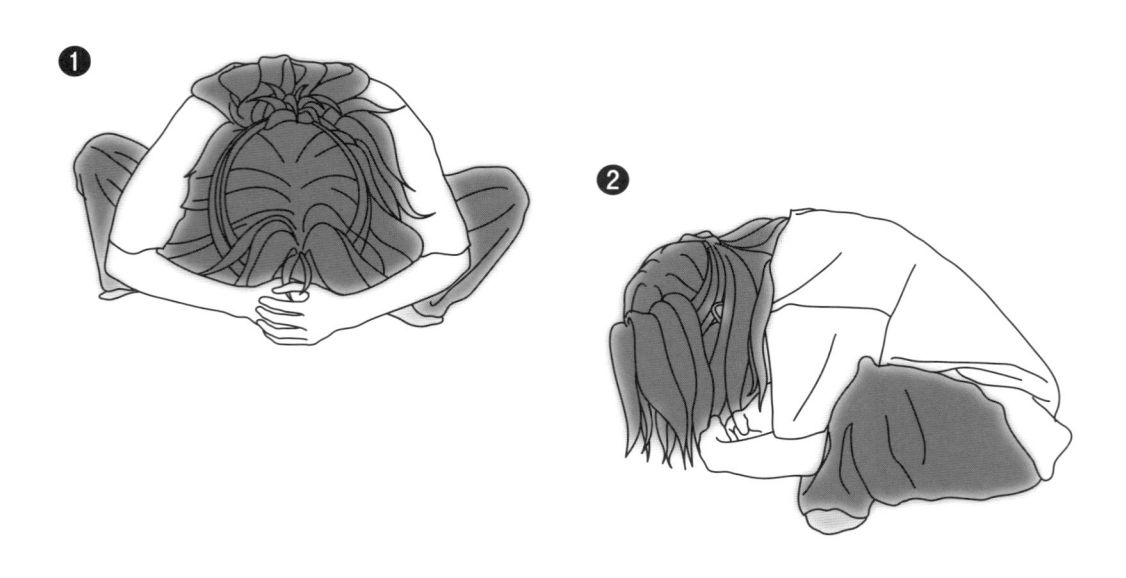

❶　　　　　　❷

2. 運動後のクールダウン

5. わきのストレッチ

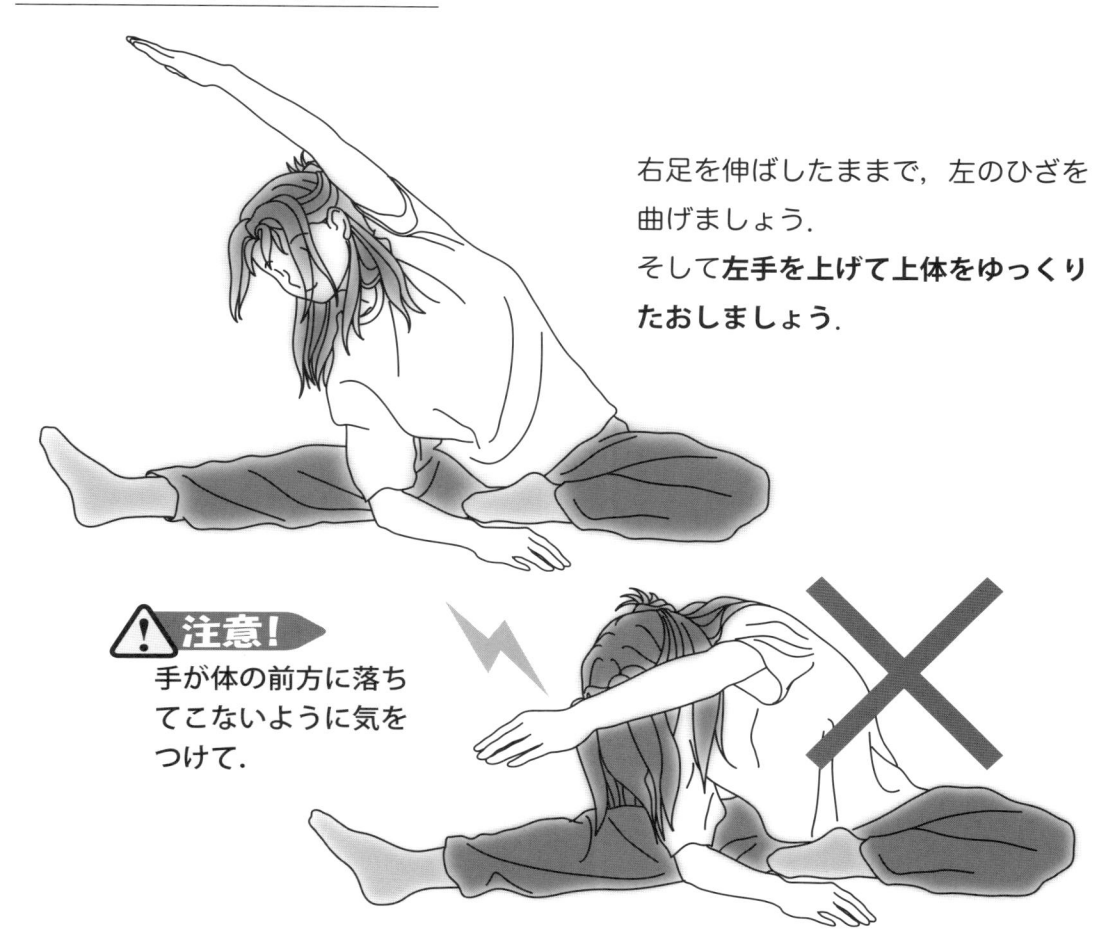

右足を伸ばしたままで，左のひざを曲げましょう．
そして**左手を上げて上体をゆっくりたおしましょう**．

⚠ **注意！**
手が体の前方に落ちてこないように気をつけて．

6. 腰・背中のストレッチ

まず，あぐらをかきます．
両手を前で組んで，前方へ伸ばします．
背中を丸めて，頭を両腕の中に入れましょう．

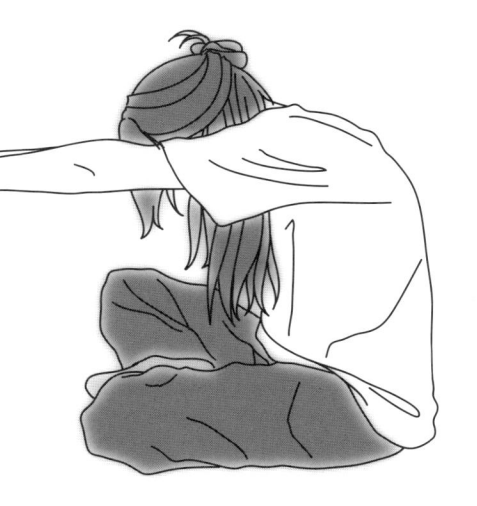

7. 腕のストレッチ

❶ 腕の表側を伸ばします．
伸ばしているほうの肩が上がらないように．

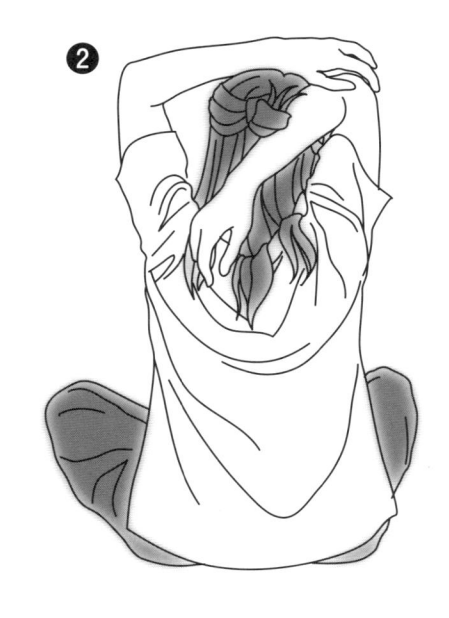

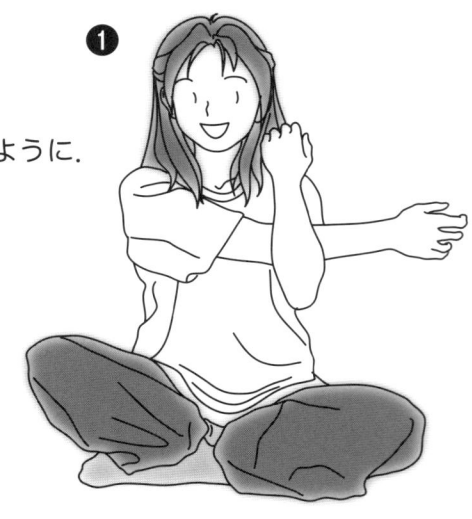

❷ 次に，腕の裏側を伸ばします．
ひじはなるべく頭のうしろへ．
頭が前へたおれないように．

8. おしりのストレッチ

仰向けになり，左足を伸ばしたままで右ひざを抱えましょう．

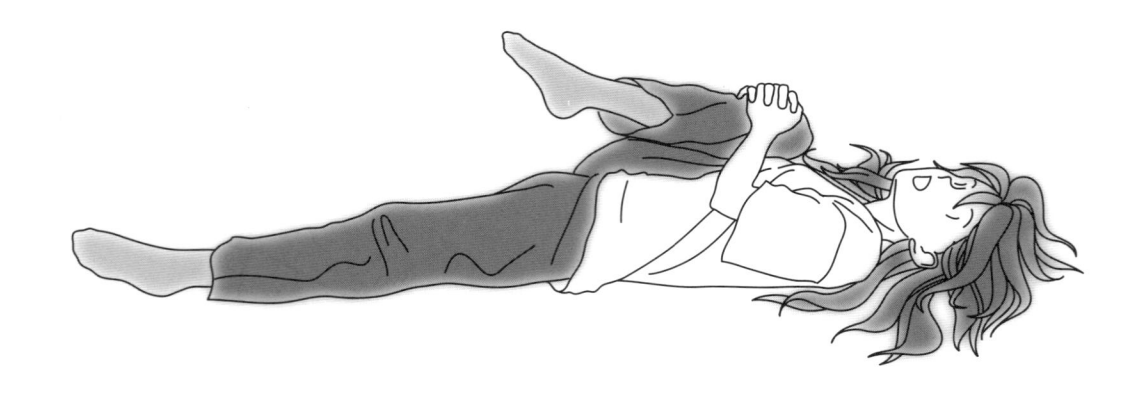

2. 運動後のクールダウン

9. ももの前側のストレッチ

体を横に向けて，上になった足首をおしりのうしろで持ちます．
足首を，上方へひっぱりましょう．

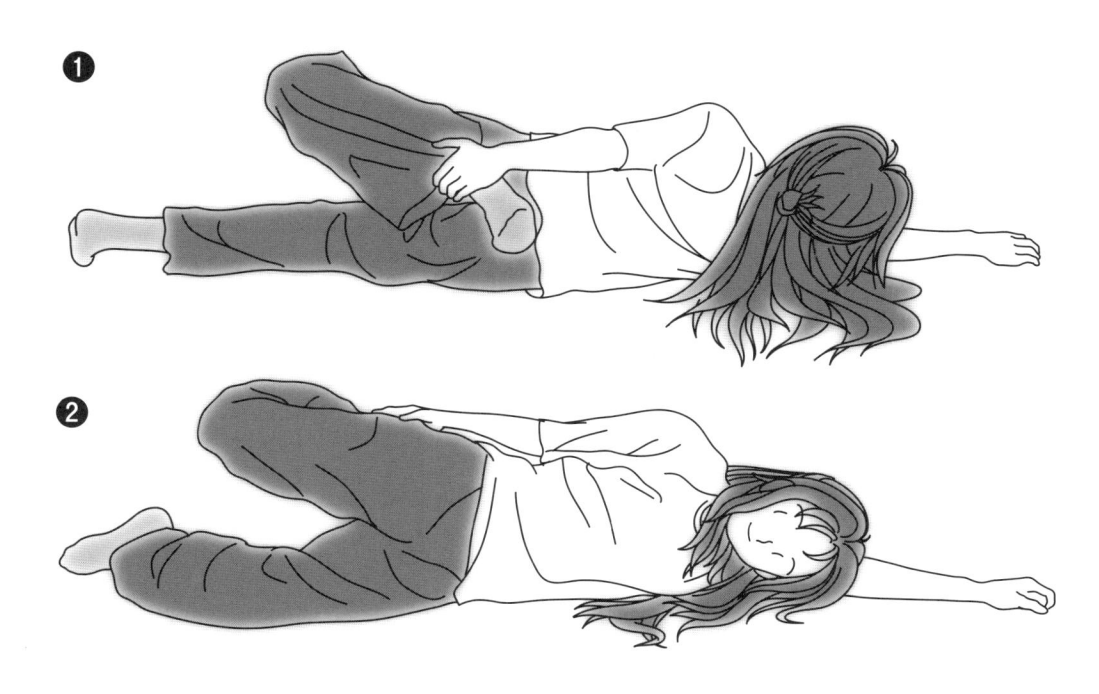

❶

❷

10. 首のストレッチ

首を左右にたおします．その後ゆっくり回しましょう．

> ⁑ うしろへは回さないようにして下さい．

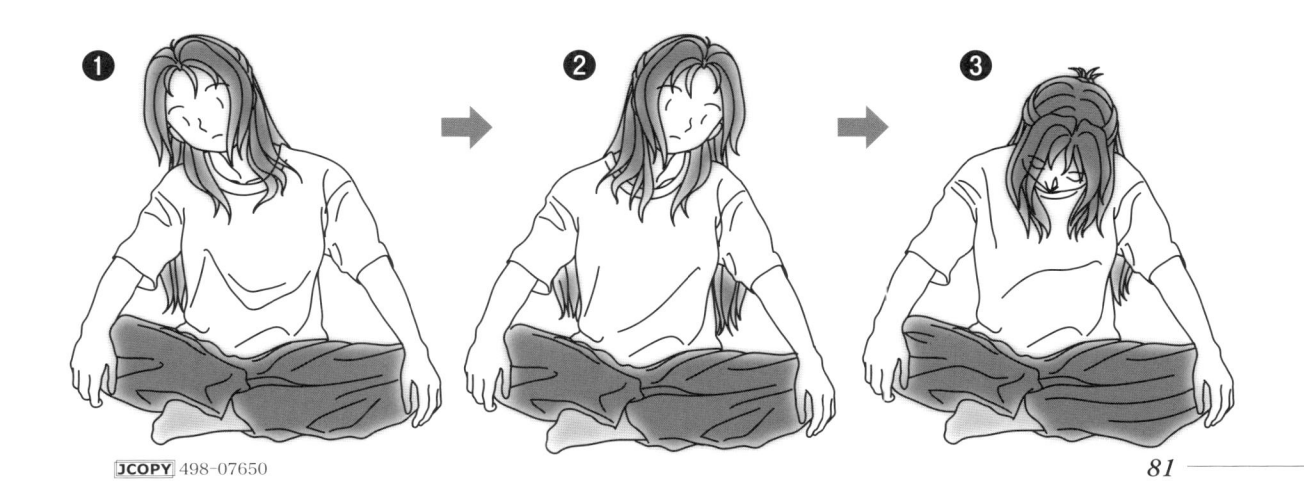

❶ → ❷ → ❸

11. 深呼吸

お疲れさまでした．ゆっくり深呼吸して，呼吸を整えましょう．
ゆっくりとした呼吸は，自律神経を整えます．

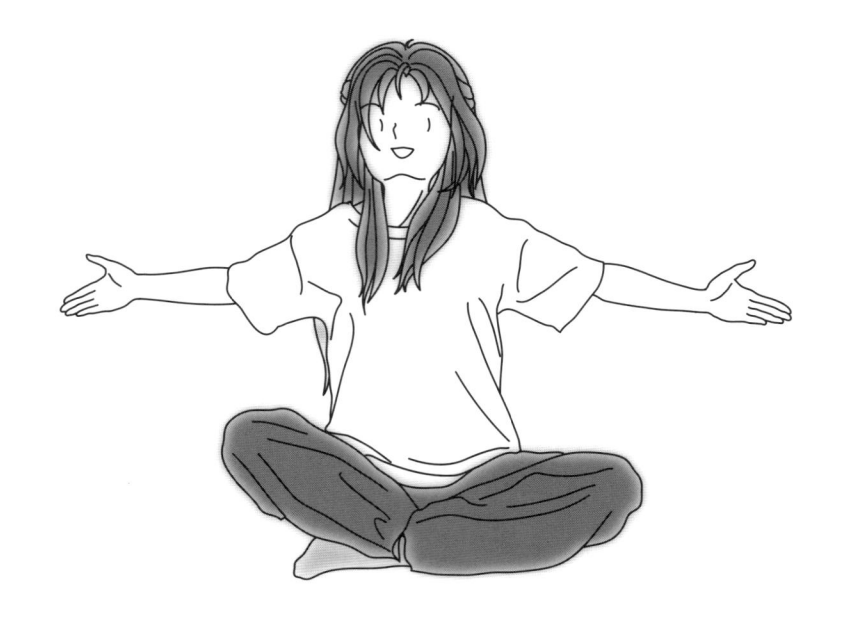

索　引

息切れ	7, 36
運動の効果	3
カテーテル治療	12
過労	29, 33
階段	10, 37
冠危険因子	21
冠動脈硬化症	19
冠動脈バイパス術	12, 55
狭心症	11
境界型糖尿病	22
筋トレ	53
血圧	6
血栓	20, 29
嫌気性代謝閾値	35
交感神経	44, 50
高血糖	33
骨格筋ポンプ	49
坂道	6
自律神経	50
食後高血糖	22
心機能不全	43
心筋梗塞	29
心臓手術	55
心臓リハビリテーション学会	26
心肺運動負荷試験	59
心不全	43
心保護	47
ストレス	29, 33
大動脈弁狭窄症	4
第2の心臓	49
脱水	33
抵抗運動	41
突然の運動	33
寝不足	54
肥大型閉塞性心筋症	4
プラーク	29
副交感神経	44
ヘルスアップ教室	24
弁置換術	55
脈拍	5
有酸素運動	35, 53, 58
ラーメン	54
レジスタンストレーニング	57, 59
CRT-D	51
ICD	51
SYNTAX study	13
UKPDS	14
UKPDS risk engine	15

うご　　なお　　　しんぞうびょう	
動いて治そう心臓病	ⓒ

発　行	2011 年 5 月 25 日　　　　初版 1 刷
著　者	安　達　　仁
	あ　だち　　ひとし
発行者	株式会社　中外医学社
	代表取締役　青　木　　滋

〒 162-0805　東京都新宿区矢来町 62
電　　話　　(03)3268-2701(代)
振替口座　　00190-1-98814 番

印刷・製本／三和印刷（株）　　＜TO・SH＞
ISBN978-4-498-07650-1　　Printed in Japan

JCOPY　＜(社)出版者著作権管理機構 委託出版物＞

本書の無断複写は著作権法上での例外を除き禁じられています．複写される場合は，そのつど事前に，(社)出版者著作権管理機構（電話 03-3513-6969, FAX 03-3513-6979, e-mail: info@jcopy. or. jp）の許諾を得てください．